母婴、儿童保健系列丛书

让医生告诉你：

1~12个月婴儿如何保健

主　编　姚国英
副主编　龚　梅　陈　芳

科学出版社
北　京

内 容 简 介

孩子是维系家庭和睦的纽带，同时也是未来的希望。中国有为婴儿做"满月"的习俗，随着婴儿的成长，父母会遇到各种问题。本书旨在为新妈妈和新爸爸提供各方面的知识普及和技术支持，帮助他们更好地照顾已经"满月"但依然娇嫩的小宝宝。本书内容包括1~12月龄婴儿营养知识、运动技巧、家庭日常保健、婴儿常见病防治及用药安全知识。希望能够借本书普及优生优育的各方面知识与技巧，为儿童的健康成长提供一些帮助。

图书在版编目（CIP）数据

让医生告诉你：1~12个月婴儿如何保健 / 姚国英主编. —北京：科学出版社，2014.11
（母婴、儿童保健系列丛书）
ISBN 978-7-03-042278-1

Ⅰ. ①让… Ⅱ. ①姚… Ⅲ. ①婴儿-保健-基本知识 Ⅳ. ①R174

中国版本图书馆CIP数据核字（2014）第248186号

责任编辑：潘志坚 朱灵
责任印制：谭宏宇 / 封面设计：殷靓

科学出版社 出版
北京东黄城根北街16号
邮政编码：100717
http: // www. sciencep. com
南京展望文化发展有限公司排版
上海叶大印务发展有限公司印刷
科学出版社发行 各地新华书店经销
*
2014年11月第一版 开本：A5（890×1240）
2014年11月第一次印刷 印张：5.75
字数：118 000

定价：28.00元

《母婴、儿童保健系列丛书》

专家组成员

（按姓氏笔画排序）

朱丽萍（上海市第一妇婴保健院）

庄　薇（上海市第一妇婴保健院）

余剑珍（中国社区健康联盟护理中心）

张静芬（中国社区健康联盟护理中心）

赵　琤（知爱母婴专护中心）

姚国英（上海市儿童保健所）

龚　梅（上海市儿童医院）

《让医生告诉你：1~12个月婴儿如何保健》

编写组成员

主　编　姚国英

副主编　龚　梅　陈　芳

编　委　（按姓氏笔画排序）

王　瑜　吉桂芳　李　丹　李爱求　何　琳

沈永琴　张凤玲　张　晶　陈　芳　陈津津

周佳蕾　郑小斐　姜　莲　姚国英　龚　梅

目录

contents

第一部分　生长发育情况

第二部分　营养要求

第三部分　运动与行为

第四部分　家庭护理方法

第五部分 常见疾病、常见不适症状及处理方法

第六部分　意外、突发状况紧急处理

第七部分　用药安全知识

1

生长发育情况

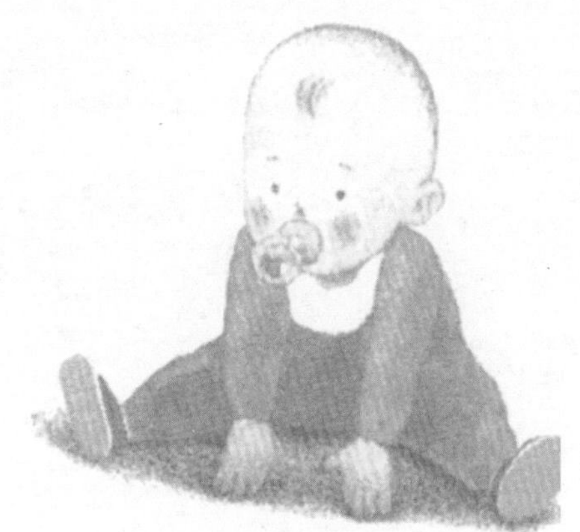

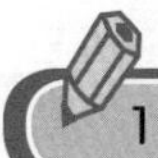

1月龄男女宝宝体重、身长、头围、胸围

按2005年上海市男女童体格发育指标评价参考标准，1月龄男女童体重、身长、头围、胸围正常值如下：

		体重/kg	身长/cm	头围/cm	胸围/cm
男童	市区	3.88~6.24	52.15~60.03	35.69~40.49	33.79~41.43
	郊区	3.71~6.43	51.75~60.63	35.62~40.46	33.6~41.04
女童	市区	3.59~5.75	51.00~59.12	34.59~39.51	33.3~39.82
	郊区	3.59~5.87	51.28~58.80	35.14~39.34	33.3~39.82

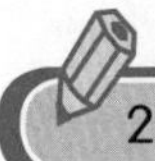

2月龄男女宝宝体重、身长、头围、胸围

按2005年上海市男女童体格发育指标评价参考标准，2月龄男女童体重、身长、头围、胸围正常值如下：

		体重/kg	身长/cm	头围/cm	胸围/cm
男童	市区	4.82~7.58	55.51~64.43	37.34~41.94	36.15~43.99
	郊区	5.15~7.43	55.57~64.33	37.14~42.46	35.99~44.23
女童	市区	4.46~6.86	54.48~62.92	36.67~40.95	35.29~42.17
	郊区	4.50~7.10	54.58~62.90	36.59~40.75	35.27~42.63

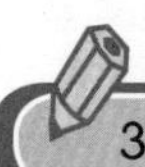

3月龄男女宝宝体重、身长、头围、胸围

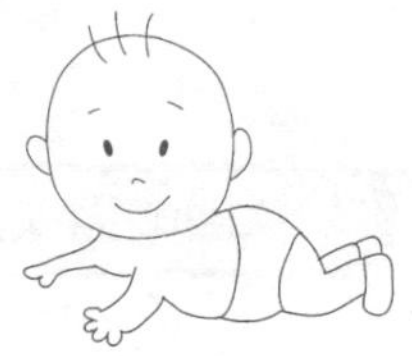

按2005年上海市男女童体格发育指标评价参考标准，3月龄男女童体重、身长、头围、胸围正常值如下：

		体重/kg	身长/cm	头围/cm	胸围/cm
男童	市区	5.76~8.72	59.13~67.09	38.95~43.47	38.01~45.77
	郊区	5.78~8.90	59.11~67.35	38.90~43.46	38.22~45.5
女童	市区	5.46~7.90	58.21~65.85	38.19~42.57	37.36~44.04
	郊区	5.43~7.95	57.95~65.91	38.16~42.28	37.21~43.77

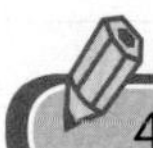

4月龄男女宝宝体重、身长、头围、胸围

按2005年上海市男女童体格发育指标评价参考标准，4月龄男女童体重、身长、头围、胸围正常值如下：

		体重/kg	身长/cm	头围/cm	胸围/cm
男童	市区	6.45~9.33	61.85~69.77	39.84~45.16	39.58~46.46
	郊区	6.15~9.35	61.21~68.93	40.09~44.17	38.65~46.57
女童	市区	5.88~8.56	60.20~67.72	38.99~43.63	37.96~45.28
	郊区	5.61~8.77	59.51~67.79	38.91~43.27	37.58~45.30

5月龄男女宝宝体重、身长、头围、胸围

按2005年上海市男女童体格发育指标评价参考标准，5月龄男女童体重、身长、头围、胸围正常值如下：

		体重/kg	身长/cm	头围/cm	胸围/cm
男童	市区	6.68~10.12	63.70~72.10	40.80~46.08	39.94~47.34
	郊区	6.58~10.14	62.84~71.52	41.05~45.37	38.94~47.42
女童	市区	6.06~9.26	61.93~70.29	39.83~44.65	38.67~46.03
	郊区	5.83~9.43	61.46~69.50	39.97~44.45	38.01~46.21

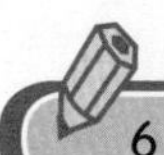

6月龄男女宝宝体重、身长、头围、胸围

按2005年上海市男女童体格发育指标评价参考标准，6月龄男女童体重、身长、头围、胸围正常值如下：

		体重/kg	身长/cm	头围/cm	胸围/cm
男童	市区	6.89~10.93	65.21~74.53	41.54~47.10	40.01~48.65
	郊区	6.97~10.45	65.00~73.64	41.80~46.64	39.35~46.83
女童	市区	6.49~9.86	63.50~72.89	40.72~45.46	39.58~46.66
	郊区	6.39~9.87	62.90~72.54	40.93~45.57	39.15~46.99

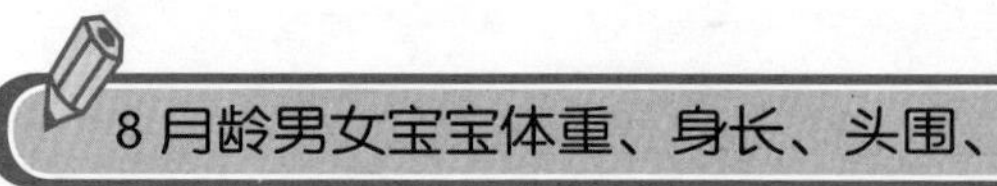

8月龄男女宝宝体重、身长、头围、胸围

按2005年上海市男女童体格发育指标评价参考标准，8月龄男女童体重、身长、头围、胸围正常值如下：

		体重/kg	身长/cm	头围/cm	胸围/cm
男童	市区	7.54~11.26	67.87~77.31	43.19~47.87	41.54~48.82
	郊区	7.33~11.53	67.69~77.73	43.00~48.04	40.66~49.46
女童	市区	6.95~10.87	69.48~79.20	42.10~46.72	40.51~48.03
	郊区	6.71~11.07	66.06~76.22	41.97~46.69	40.22~48.30

10月龄男女宝宝体重、身长、头围、胸围

按2005年上海市男女童体格发育指标评价参考标准，10月龄男女童体重、身长、头围、胸围正常值如下：

		体重/kg	身长/cm	头围/cm	胸围/cm
男童	市区	8.31~11.99	70.93~80.29	44~48.72	42.95~49.59
	郊区	7.8~12.08	70.65~80.61	43.65~49.01	41.5~49.86
女童	市区	7.77~11.05	68.69~78.85	42.95~47.53	42.11~48.75
	郊区	7.32~11.08	68.03~79.67	42.53~47.17	40.87~48.19

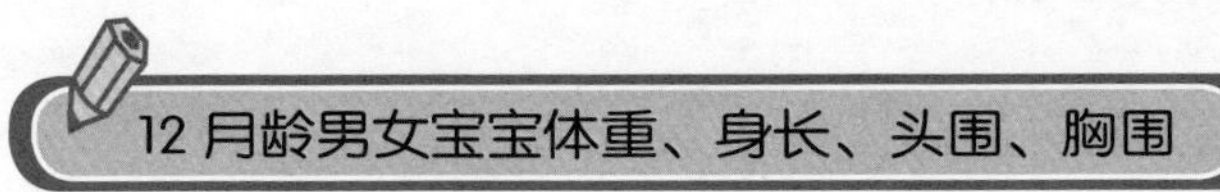

12月龄男女宝宝体重、身长、头围、胸围

按2005年上海市男女童体格发育指标评价参考标准，12月龄男女童体重、身长、头围、胸围正常值如下：

		体重/kg	身长/cm	头围/cm	胸围/cm
男童	市区	8.31~12.79	72.96~83.64	44.57~49.21	43.15~50.15
	郊区	8.16~12.8	72.56~83.84	43.78~49.58	42.49~50.61
女童	市区	8.17~11.81	71.8~82	43.5~48.56	42.59~49.11
	郊区	7.57~11.57	70.22~82.74	42.73~48.45	41.07~48.87

眼、听力口腔发育

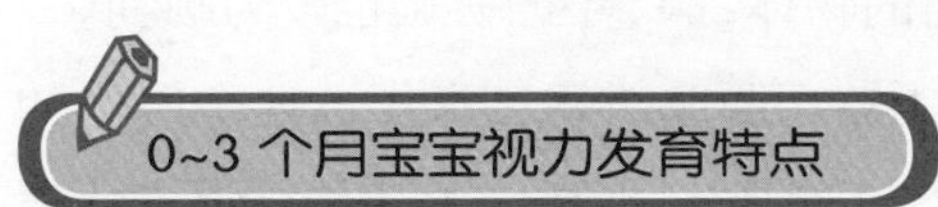

0~3个月宝宝视力发育特点

新生儿已经有了光觉，如果你用手电光突然照新生儿的眼睛，他会皱眉、闭眼，如果在睡眠状态，光刺激可使他扭动身体，甚至觉醒；婴儿在4~8周时可有保护性瞬目反射，即如果有物体突然出现在眼前时，他会闭目躲避；到2~3个月时表现为有注视能力，可用眼睛追随一个移动的目标。

4~6 个月宝宝视力发育特点

4~6个月的宝宝视网膜已有很好的发育，能由近看远，再由远看近，4个月时开始建立立体感。这一时期的宝宝会以视线寻找声音来源，或追踪移动的物体，例如妈妈在房间内走动，宝宝的眼睛也会跟着转动；此时宝宝已经能够转动身体，会伸手去捉眼睛看到的东西，如在婴儿床上方挂着的小吊饰等。

7~12 个月宝宝视力发育特点

7个月开始，两眼可以对准焦点，孩子会调整自己的姿势，以便能够看清楚想要看的东西。

8个月大时，对于眼前突然消失的东西，会出现寻物的反应，特别喜欢用视线来追踪眼前的物体，眼、手的协调也较为顺利。

8个月以后，宝宝真的能够用眼睛辨识亲人了。这个时候的宝宝积极运用全身的感觉器官如视觉、听觉，尤其是触觉去认识世界。

到1岁时，视力约为0.2。

你知道怎样防治宝宝弱视吗?

0~1岁宝宝的弱视防治主要是早期发现可能存在的先天疾患和问题，观察双眼的大小、外形、位置、运动、瞳孔色泽等；接近光亮时，宝宝是否有眨眼反应、眼球有无追随运动等。如宝宝眼睛睁不开瞳孔完全被遮住或瞳孔区呈白色，这时光线很难进入眼内，眼底黄斑部不能接受清晰物象刺激，则引起视功能发育严重障碍，一经发现需及早到医院眼科诊治，以免延误而导致日后视力受损。

切勿遮挡眼睛，婴儿期是视觉发育最敏感的时期，如果有一只眼睛被遮挡几天时间，就有可能造成被遮盖眼永久性的视力异常，因此，一定不要随意遮盖孩子的眼睛。

你知道怎样防治宝宝斜视吗？

宝宝前4个月，有时会出现短暂的外斜或内斜的现象，不要紧张，这是因宝宝大脑皮层控制中枢和眼球外面肌肉的发育不完善，一般5个月后会消失。如6个月后还存在内斜、外斜、上斜视伴歪头，则需到医院做眼病筛查、散瞳做屈光度检查，屈光度明显异常者需戴眼镜矫正；如斜视为恒定性的、斜视度大或歪头明显则需手术治疗，有利于双眼单视功能和立体视的建立。

临床上经常遇到父母抱着宝宝来眼科门诊看“斗鸡眼”，经检查，宝宝眼位无偏斜，呈现一种假性内斜视。这是由于婴幼儿鼻梁扁平、眼内眦赘皮（眼内眦部纵向弧形的皮肤皱褶）遮盖内眦及部分内侧眼白，外观给人一种“斗鸡眼”的感觉，这种情况不需治疗，随着年龄增长，鼻骨的发育，这种现象一般会逐渐消失。

大多数父母经常喜欢在婴儿床栏中间系一根绳，上面悬挂一些可爱的小玩具，逗引孩子追着看。如果经常这样做，孩子的眼睛较长时间地向中间旋转，就有可能发展成内斜视，也就是俗称的“斗鸡眼”。正确的方法是把玩具悬挂在围栏的周围，并经常更换玩具的位置。

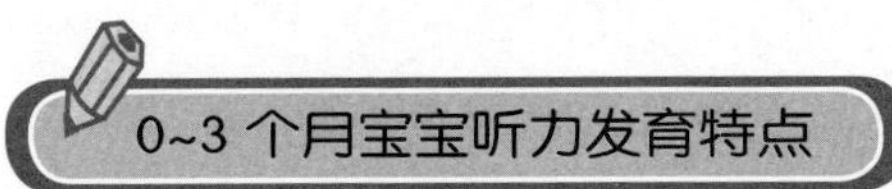

0~3 个月宝宝听力发育特点

在新生儿时期，宝宝对突然声响有惊跳反射，对环境中突然声响会紧闭眼睑（眼睑反射）。睡觉时突然声响会睁开眼睑（觉醒反射）。

1个月时，环境中有声响宝宝会伸展手足。宝宝在睡觉时突然声响会觉醒或哭泣。开眼时突然大的声响会紧闭眼睑。宝宝哭泣或活动时，一打招呼就会停止哭泣或活动。靠近打招呼或摇啷啷棒，宝宝会将脸慢慢转过来。

2个月时，在睡觉时突然锐利的声响宝宝会活动手足，睡觉时遇到吵闹声、喷嚏声、钟声或吸尘器声会睁开眼。打招呼时会高兴地发出“啊”或者“哦”声。

3个月时，睡觉时突然声响宝宝会睁开眼睑或动手指，基本无全身的惊跳发射。对录音机、电视机的开关声或广告声等有反应（将脸转向声源）。对不同声音表现出不同的情绪，如对怒吼声表现出不安，对亲昵声表现出喜悦等。

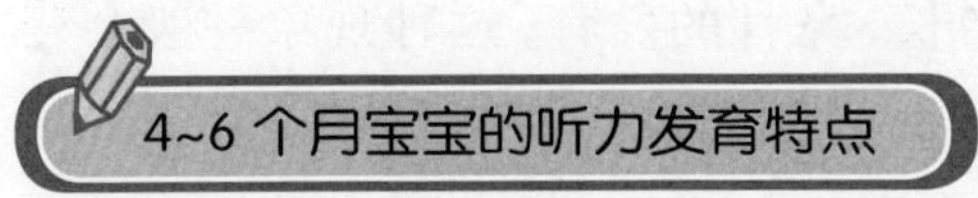

4~6 个月宝宝的听力发育特点

4个月时，宝宝对日常的各种声音（玩具、电视、乐器、门的开关声等）表示关注（会回头），一叫名字就会慢慢转过头来。对人的声音（特别是熟悉的妈妈的声音）会回过头来。对意外的、不熟悉的、稀奇的声音，会明显地转过脸去。

5个月时，将闹钟靠近耳边，听到“滴答”声会转过头来。能分清父母的声音和别人的声音，以及被录制自己的声音。突然大的声音，会吓得抓紧或紧抱某物或哭出声来。

6个月时，对宝宝说话或唱歌，会一直盯着你看。对他打招呼，就会有意识地转过头来。对收音机、电视的声音会敏感地转过头来。

7~9 个月宝宝的听力发育特点

7个月时，宝宝对隔壁房间的声音和外面动物的叫声会转过头去。对他说话或唱歌，会一直盯着说话人的嘴形，有时自己会发出回答声。对电视广告及节目音乐声的变化，会迅速将脸转过去。对近处一些突然的吼声或叫声很害怕（或哭出声来）。

8个月时，对着宝宝模仿动物的叫声，宝宝会发出“啊、啊”的叫声，模仿他高兴时发出的声音，他会跟着学。一说“不行”、“喂”等语气较重的词时，会缩回手。将细小的声音（如钟表等声）靠近耳边，会转过头去。

9个月时，宝宝比较关心外面的各种声音（车声、雨声、飞机声等），会爬去找声源。别人不作示范就说“过来”、“再见”时，会按说的做。弄响隔壁房间的物品或在远处叫他，会爬过去。给他听音乐或唱歌时，会高兴地舞动手脚。对细微的声音或细小声音的变化，会迅速转过头去。

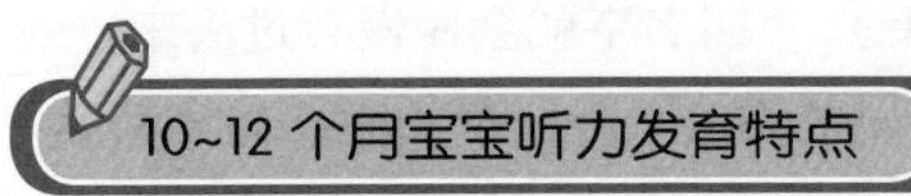

10~12 个月宝宝听力发育特点

10个月时，宝宝会模仿别人说“妈妈”、“觉觉”等。在宝宝不注意时悄悄靠近，轻呼其名也会转过头来。

11个月时，宝宝会伴随音乐节奏舞动身子。一说“给我”时，就会把东西递过来。一问“在哪”时，就会看着放有东西的那个方向。

12个月时，隔壁房间有响声时，宝宝会觉得不可思议、斜耳倾听或打手势告诉旁人。

对于 1~12 个月间宝宝的智力成长，你知道选择哪些玩具比较好吗?

进入这个阶段，宝宝不再总是握着拳头了，他开始伸手去够东西了。他很快就能学会把玩具在两只手间传来传去。宝宝还经常会转动手腕，把手里的玩具翻来覆去地看个遍。

（1）轻巧的摇铃：宝宝们喜欢制造声响。可以选择摇铃让他摇出声音来。有些摇铃是透明的，可以让宝宝看到是什么东西在

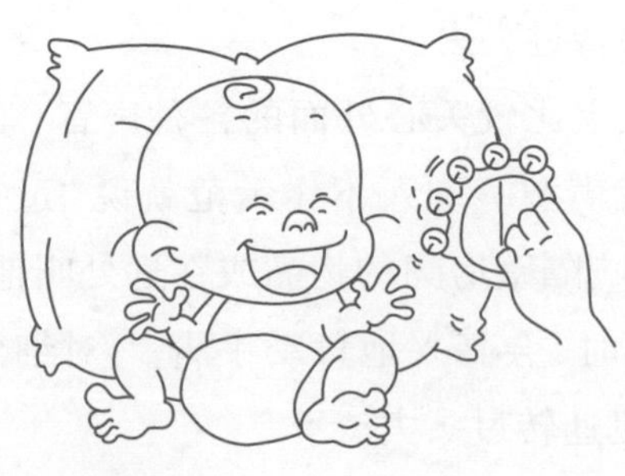

里面发出这种酷酷的声音。或者放些节奏感强的音乐给他听，这个年龄的宝宝通常都喜欢音乐，并且正好开始学习如何欣赏节奏。

（2）活动健身架：这是挂满各种可摇晃的、会发出声响的、可拉扯的塑料玩具横杆。可以安装在婴儿座椅、汽车座位或推车上。这可以在长途开车旅行或推婴儿车出去散步时，让宝宝“研究”面前这些发出有趣声音、可以抓的东西来自娱自乐。

（3）绒毛玩具：许多这个月龄的宝宝会开始和一个毛绒玩具成为亲密伙伴。这种玩具的选择标准是柔软和让人有想抱一抱的冲动。一定不要选那些耳朵或尾巴里面有金属丝的毛绒玩具，因为金属丝可能会刺破包布弄伤宝宝。选择身体各部分缝合结实的玩偶或动物玩具。柔软玩具上的塑料眼睛和嘴巴会成为使宝宝窒息的潜在威胁。另外，容易被宝宝扯落并塞进嘴里的铃铛、纽扣、丝带、纱线等也应该避免。

（4）能发声的橡胶玩具：只要是宝宝能抓握并能发出尖声的玩具，通常都很受这个月龄宝宝的欢迎。这种玩具很适合在浴盆里玩。预备经常听到这样的声音以及宝宝开心的叫声吧。

（5）硬纸板书：对任何年龄段的宝宝朗读都是值得的。硬纸板书能承受啃咬、口水以及宝宝其他表达“喜爱之情”的方式。聆听你的声音有助于宝宝发展耳朵分辨语调抑扬顿挫的能力。在你阅读时，通过语调、唱歌和发声来使你的声音产生不同的变化，会让你的宝宝觉得跟你一起阅读更有趣。

（6）活动毯和游戏垫：无论你们只是去街对面，还是要远行，这些隔垫可以使你带着宝宝出行变得更方便。无论你到了哪里，只要把毯子往地上一铺，宝宝就有了一个干净、熟悉的环境可以玩。缝在毯子四周的那些钩可以把孩子喜爱的玩具系上一起带着。

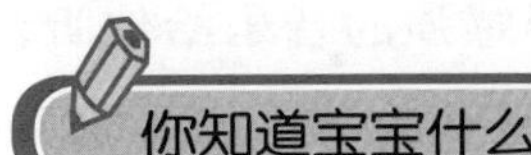

你知道宝宝什么时候开始萌牙吗?

宝宝一般萌牙时间为婴儿出生后6~8个月左右。下乳前牙开始渐渐萌出。少数冬天出生日照时间过少的小宝宝，平时维生素D和钙粉补充不够的10个月未萌牙的也有。有的推迟到1岁左右未萌出。有晚也有早萌牙。3~4 个月萌出的，甚至宝宝刚出生时就下乳前牙萌出。这种情况称为诞生牙。松动的诞生牙需要拔除，否则会给宝宝带来危险，造成异物窒息。

萌牙过程中宝宝会到处咬东西，甚至咬爸爸妈妈。这时候，宝宝妈妈可以买些可咬的玩具或磨牙小饼让宝宝多多刺激牙床，锻炼口腔的周边肌肉。添加辅食时，用勺喂，培养咀嚼功能。

你知道宝宝萌牙时对饮食有什么要求吗?

在宝宝乳牙萌出的同时，也是添加辅食的最佳时机。关于食物的营养选择也是在宝宝乳牙萌出的期间不容忽视的问题。此时推荐在辅食中增加蛋黄、鱼松、牛奶制品等可以增加钙及蛋白质的食物；选择豆类、肉类食物可以增加磷的摄入；水果泥、鱼肝油制剂等可加强维生素C、维生素D的吸收，对牙釉质的生长有一定帮助；蜂蜜、鱼泥可以增加氟的摄入，可防止细菌所产生的酸对牙齿的侵蚀，抑制细菌中的酶而阻碍细菌的生长。

此时辅食也可由流质、半流质逐渐过渡到固体，这样不仅满足了宝宝的营养需求也锻炼了宝宝的咀嚼功能，为日后断奶打下良好的基础。

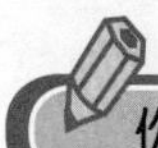

你知道如何正确地给宝宝清洁牙齿吗？

宝宝6~8个月开始萌牙，这时候父母就应该开始学着清洁宝宝的小牙齿。乳牙釉质薄，乳牙的钙化比恒牙差，不注意的话很容易龋坏。6~12个月的小宝宝睡前可以用纱布或指套牙刷擦洗牙面，时间不用很长，牙面内、外3~5遍就行。睡前不要给宝宝吃过黏的食物，否则不易擦洗干净。

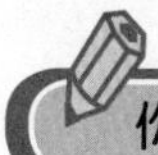

你知道宝宝乳牙龋齿该怎么办吗？

1岁左右的宝宝如果发生牙面有龋坏，也不要着急。这时候的龋坏一般属于较早的，父母可以检查一下饮食结构，减少过甜、过黏的食物。睡前仔细擦洗小宝宝的牙面，可用淡茶水擦洗。茶水中的氟化物可以帮助宝宝龋坏的牙面再矿化，阻止龋坏继续下去。

营养要求

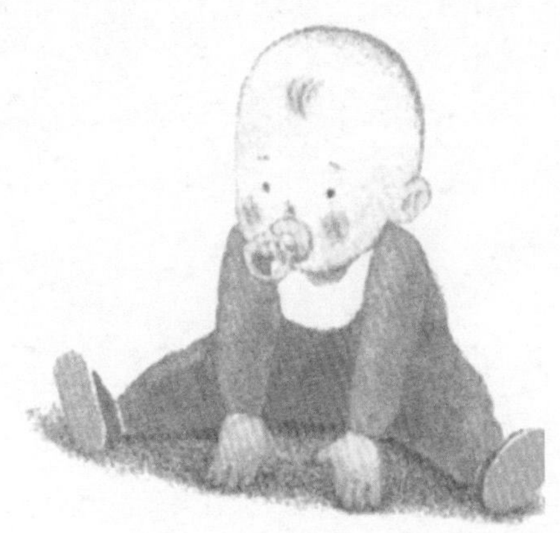

你知道什么叫纯母乳喂养吗？

母乳喂养是人类繁衍过程中的一种自然行为，对改进婴幼儿的营养状况、生长与发育、健康乃至生存有着重要的意义。按照母乳在婴儿一日饮食中所占的比例不同，可大致分为纯母乳喂养、几乎纯母乳喂养和部分母乳喂养。纯母乳喂养是指除母乳外，不给婴儿任何其他液体或固体食物，包括水，但可以服用维生素、矿物质补充剂和药物。建议婴儿应在出生后的1小时内就开始母乳喂养，并在生命初期的6个月内坚持纯母乳喂养，6个月后在添加辅助食品的基础上继续母乳喂养至2岁及2岁以上。

母乳喂养的宝宝更聪明吗？

母乳包含婴儿所需要的所有营养素，且易于消化和吸收；同时提供婴儿生命早期的免疫活性物质，可以增强机体免疫力，而健壮的体格发育有利于婴儿智力的发育。除此之外，母乳本身所含的营养成分也能促进婴儿的神经系统发育，如牛磺酸、DHA等有利于大脑和视网膜的发育，而喂养过程中的母婴接触以及语言和眼神的交

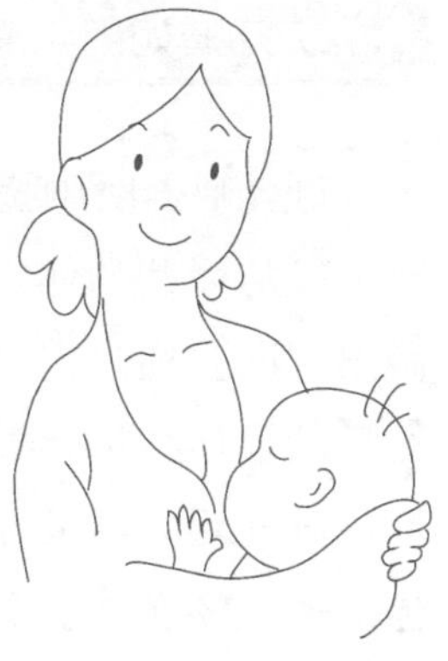

流，可以促进婴儿对外部环境的认知，并且增进母子间的情感，宝宝情绪愉快，安全感提高，这些都有助于宝宝的神经心理发育，所以说母乳喂养的宝宝会更聪明。

喂奶时妈妈一定要注意力集中哦

母乳喂养既是一种天然的行为，同时也需要加强指导和学习，掌握一定技巧，从而提高母乳喂养的成功率。哺乳过程受大脑神经中枢调控，从母亲洗手、落座准备哺乳开始，到怀抱宝宝朝向托起的乳房，婴儿吸吮乳头的信息传递到神经中枢，进而产生泌乳反射和射乳反射，使乳汁分泌并排出，宝宝吸到乳汁。在哺乳过程中，母亲和宝宝的姿势是否舒适、妈妈托举乳房是否正确、婴儿乳房含接是否有效，以及母婴身体的亲密接触，眼神的温暖交流，都会影响到乳汁的分泌。因此，喂奶时妈妈应该做到安心、细心，而不能心不在焉。

你知道如何判断奶量是否足够吗？

母乳喂养时困扰妈妈最大的问题是不知道奶量是否足够，一般可以从婴儿的体重增长、大小便排泄、睡眠和精神状态等方面做出判断。通过定期监测婴儿的体重增长情况是评估母乳是否充足的最佳指标，婴儿的体重按照自己的生长轨道正常增长，提示母乳充足。婴儿小便量适中，每天更换湿尿布5~6次以上，尿色清透或淡黄色。大便每天一次，量中，质地软；或者每天多次大便，每次量少。两次哺乳之间，婴儿情绪安静、愉快满足，哺乳后或在吸吮中恬然入睡，睡眠踏实、持续时间长。上述表现都提示母乳量是充足的。

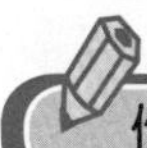

你知道宝宝经常回奶的原因有哪些吗?

溢乳俗称“回奶”，是婴儿期喂养中较常出现的现象，大约有15%的婴儿会发生回奶。常见的回奶原因包括先天因素和后天喂养问题。先天因素主要是婴儿胃的结构，以及胃肠道运动不成熟。和成人不同，婴儿期宝宝的胃大多处于水平状态，胃的前、后两端的韧带松弛，整个胃体容易折叠。同时，前端的括约肌松弛，而后端的括约肌发育相对较好，因此容易造成胃食道反流。后天因素主要是由于喂养方法不当，如过度喂养，喂养时间没有规律，喂奶速度过快，或因不适宜的奶嘴造成吞入的气体过多，以及喂养后频繁活动等，从而引起回奶。

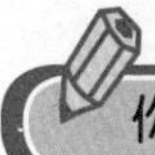

你知道婴儿“厌奶期”是怎么回事吗?

4~6个月时，有部分宝宝会发生厌奶的现象。究其原因，可能源于以下几个方面：① 随着年龄的增长，宝宝逐渐对周围环境感到新鲜好奇，喜欢向外探索，从而对吃奶有所分心。② 宝宝开始添加辅食，往往会因为“喜新厌旧”，变得不再只钟情于口味相对单调的奶类。③ 要注意宝宝是否近日有身体不适而导致厌奶。家长要能够区分厌奶和厌食，如果宝宝仅仅不喜喝奶，辅食进食情况尚可，同时生长监测正常，精神活泼，那么这种情况属于厌奶，一般可以自行缓解无须过于担忧。如果宝宝持续进食不佳，且影响生长发育，则有必要去医院进行专业检查，对症处理。

你知道什么时候应该添加辅食吗？

随着婴儿生长发育的进展，需要通过添加辅食的过渡期，来完成由乳类食物向固体食物的转换。添加辅食的时间，可以根据婴儿自身发育的成熟状况决定。6月龄宝宝的胃肠道发育逐渐成熟，牙齿开始萌出，口腔的咀嚼和吞咽功能加强，消化酶的分泌和功能更加完善，对食物的消化吸收能力增强。此时的婴儿可以慢慢训练独坐，并能表达对食物的需求或拒绝，比如可以控制头部在需要进食时转向食物，而吃饱时把头转开等。同时，6个月后母乳的分泌量和营养价值逐渐下降，不能满足婴儿的生长需要。因此，一般6个月的宝宝应该添加辅食了。

你知道 6~12 个月的宝宝每天营养需要量是多少吗？

随着月龄的增长，婴儿每天的营养需求量增加。举例来说，一个正常6~12个月的婴儿每天蛋白质需要量为15~30克，钙400毫克，维生素D10微克，维生素C50毫克。如果能够合理安排膳食，可以满足婴儿一日所需各种营养。根据中国营养学会公布的0~6岁儿童膳食指南的建议，一般6~12个月的婴儿每天的饮食安排如下：母乳或配方奶600~800毫升，粮谷类40~110克，蔬菜和水果类各25~50克，蛋黄或鸡蛋1个，鱼、禽、畜肉25~40克，油5~10克。

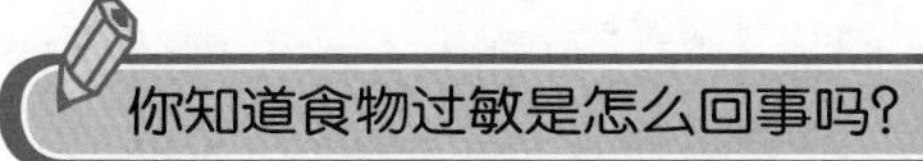

你知道食物过敏是怎么回事吗?

食物过敏是指由食物引起的反复并且有规律发作的变态反应，引起过敏的成分主要是食物中的蛋白质。婴儿的消化道黏膜柔嫩、血管通透性高，消化道屏障功能差，各种食物过敏原容易通过肠黏膜进入血液，从而引起变态反应。牛奶、鸡蛋、小麦、豆类是常见致敏食物。食物变态反应与遗传基因有关，父母双方都有食物过敏史，宝宝发生食物过敏的概率增加一倍。婴儿期食物过敏主要表现为湿疹，呕吐、腹泻或哮喘等。一般，随着年龄的增长，食物过敏的发生将逐渐减少。

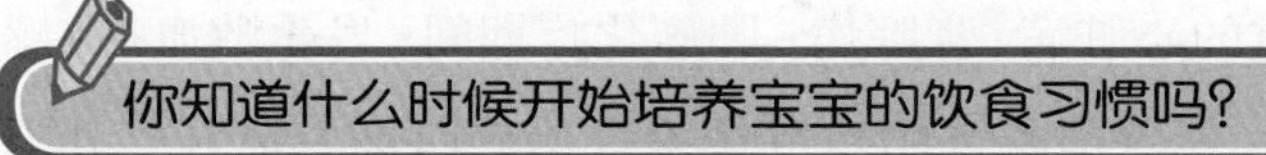

你知道什么时候开始培养宝宝的饮食习惯吗?

婴儿早期以奶类为主，4个月内允许按需哺乳，5~6个月起婴儿的饮食基本建立规律，在6月龄添加辅食后可以逐渐开始培养宝宝的饮食习惯了。包括定时、定点饮食、学习独立进食，以及避免偏食和挑食等。当宝宝的头颈能够竖立，会坐，或有了自己吃饭的欲望，就要将小勺交到他们手里。这时候婴儿的眼、手协调动作出现，从手到口的精细动作发育，可以开始训练宝宝学习独自进食。三顿主餐尽量与成人一同进食，提供品种丰富的各类辅食，使宝宝有机会学习成人的进食行为，培养良好的饮食习惯。

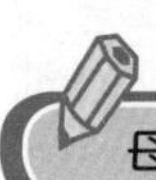

母乳喂养的宝宝大便更稀薄些吗?

宝宝的大便次数和性状与肠道菌群密切相关，而肠道菌群的组成则是随着摄入食物的不同而不同。母乳中含有大量的双歧因子、乳糖、低聚糖，以及长链多不饱和脂肪酸等物质，有助于双歧杆菌、乳酸杆菌等乳酸菌的生长。从而，母乳喂养的婴儿肠道，以双歧杆菌为绝对优势菌群，大肠杆菌的繁殖生长受到抑制。因此，母乳喂养宝宝的粪便，相对次数较多，含水分也较多，细糊状，质地较为柔软均匀，有酸味，浅黄色或金黄色。

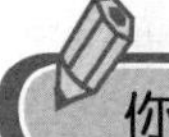

你知道什么情况不适宜母乳喂养吗?

不宜母乳喂养往往是由于母亲的生理、心理或环境的一些影响因素所造成。比如生产时失血过多造成妈妈身体过于虚弱的；自身患有严重的心脏病、肾脏病；肿瘤化疗期间；发生败血症，感染疱疹、麻疹，以及活动性结核等传染性疾病时都不适宜母乳喂养。经过母婴阻断治疗的乙肝患者，可以母乳喂养，而母亲患有艾滋病时则禁忌母乳喂养。当然，部分不宜母乳喂养的原因源于宝宝患有先天遗传代谢病如苯丙酮尿症，或乳糖不耐受等，则需要特殊配方奶粉喂养。

牛奶中的蛋白质比母乳还要高，说明牛奶营养更好吗?

牛奶中的蛋白质含量比母乳高，但这并不代表牛奶的营养更好。母乳中乳白蛋白含量占总蛋白70%以上,乳白蛋白可促进糖的合成,在胃中形成的凝块小,有利于消化。而牛奶中大部分是酪蛋白,在婴儿胃中容易结成硬块,不易消化,并且可使大便干燥。同时,母乳中所含婴儿必需氨基酸之一的牛磺酸比牛奶多,可以促进智力发育和视觉发育,利于脂肪消化吸收。除此之外,婴儿期的肝肾功能还不够成熟,牛奶中的高蛋白会加重肾脏负担。因此,可以说母乳的蛋白质的质量好于牛奶,是更适合宝宝的食物。

你知道宝宝不爱喝水该怎么办吗?

水是维持生命的必需物质,是人体的重要组成部分,机体内的多种物质代谢和生理活动都需要水的参与,如物质运输、体温调节和促进消化等。年龄越小,水在人体中所占的比例越大。一般来说,婴儿每日所需水量平均在800毫升左右,小婴儿量少些,大婴儿量更多些。如果每日乳量充足,那么基本可以满足每日水的需要,不用额外补充。配方奶粉喂养时,可在两餐奶之间,或者活动后、洗澡后给予少量的饮水。不强迫孩子饮用,应让孩子逐渐适应。添加辅食后,奶量相对减少,需要补充并培养孩子饮水的习惯,可改用饮水杯来增加孩子的兴趣。

你知道什么叫“有效吸吮”吗?

喂哺时,只有每次吸吮都是有效的,宝宝才能充分摄取到足够的母乳。而要达到有效吸吮,就要使婴儿的嘴巴能与妈妈的乳房正确含接，从而让婴儿能够将乳晕下的乳房组织尽可能多的含入口中，形成长奶头。婴儿的舌头在口中前后运动，与口腔上方的硬腭一起挤压长奶头，然后将乳汁挤入口中咽下。如果哺乳时，婴儿只含住妈妈的乳头，就造成含接不良，不能形成有效吸吮。哺乳时宝宝接触乳头的感觉，以及适当的饥饿感都能够刺激婴儿吸吮的发育。

你知道怎样选择合适的奶瓶吗?

人工喂养或者是混合喂养时，应该为宝宝选择合适的奶瓶。可以从奶瓶的材质和容量，奶嘴的形状和大小等方面，进行选择。一般可以常备多个容量大小不同的婴儿奶瓶，如120~150毫升规格的，用于4个月内的小婴儿喂奶，或者稍大月龄婴儿喝水、喝果汁。250毫升的奶瓶用于4个月龄后的婴儿喂奶。玻璃奶瓶是相对安全无毒，耐高温，可以反复消毒重复使用。禁止选用含有双酚A的塑料奶瓶。奶嘴选用天然橡胶材质，天然橡胶的奶嘴和妈妈乳头的感觉比较接近。根据婴儿的月龄、吸吮能力不同，选择不同的奶嘴，一般以10~15分钟吃完为大致的标准。

你知道吃奶粉孩子的大便容易干燥吗?

正常排便与婴儿的饮食、大便习惯培养，以及胃肠道发育完善等因素相关。食物性便秘主要的原因包括水分、膳食纤维的摄入不足，以及粪便中所含的不溶物质较多相关。人工喂养时，如果没有按照奶粉和水的适当比例进行冲调，那么就有可能造成奶液过浓，水分较少，从而引起大便干燥。另外，部分配方奶粉中含有较多的棕榈油酸和硬脂酸，它们会在肠道中结合钙质形成不可溶解的钙皂，导致粪便干结。因此，奶粉喂养的宝宝，应注意配方奶粉的选择，并且应在喂奶间隔期间，给予宝宝充足的水分摄入。同时，在6个月大后及时添加蔬菜、水果等辅食。

婴儿期喂养技巧

你知道什么时候开始母乳喂养吗?

按照世界卫生组织的新规定，分娩后应尽早给宝宝开奶。在产后30分钟尽可能给宝宝喂奶，虽然妈妈可能是身心疲惫，乳房也不感到胀，但一定要及早让宝宝吸吮乳房，以免失去最佳时机。采取母婴同室，按需哺乳原则，以便于妈妈可以不定时、不定量的哺乳，使宝宝得到最珍贵的初乳。宝宝3个月龄前可以不必机械规定喂母乳的次数、间隔和喂奶量，应该是每当宝宝啼哭或觉得该喂了就抱起喂母乳，宝宝能吃多少就吃多少，这样可使妈妈体内的催乳素分泌增多，从而使泌乳量增加，并且还可预防妈妈发生乳腺炎，避免影响宝宝吃母乳。

你知道怎么保证母乳分泌量吗?

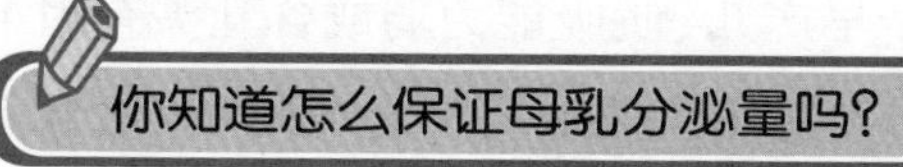

要想乳汁分泌旺盛并且营养良好，妈妈对热能及营养素的

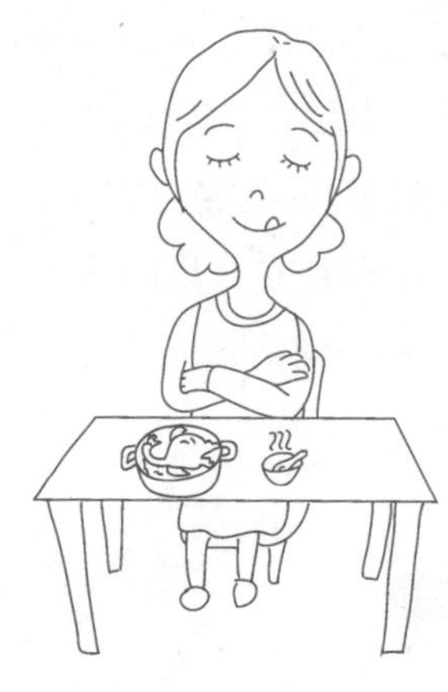

需要也相对增加。所以每天应多吃几餐，以4~5餐较为适合；补充足够的水分能帮助分泌更多乳汁，因此要特别注意多喝一些能催乳的汤类，如炖鸡汤、炖排骨汤、炖猪蹄或者各类蔬菜汤、豆腐汤等都可以；两餐之间最好也能适当饮水。如果感觉乳汁分泌减少，千万不要轻易放弃，不妨请医生推荐一些催乳餐或药膳。应该注意的是哺乳期并非进食得越多就越好，因为摄入的大都是高热量的食物，而妈妈相对卧床时间较多而活动减少。如果摄食太多，不仅不能增加乳汁的分泌量，反而会因胃肠不适而使乳汁减少。因此建议应该科学合理摄取丰富的营养。

你知道怎样的喂哺姿势是最好的吗?

正确的喂养姿势有助于母乳喂养的顺利进行，而喂哺姿势有很多种，妈妈可以选择一种对自己和宝宝感觉最舒适的姿势：① 搂抱式，也是轻松且常用的姿势。② 紧抱式，像抱橄榄球一样，可让母亲看到并控制宝宝的头部，适合于乳房较大、乳头内陷或扁平的妈妈。③ 交叉搂抱式，在宝宝头下垫上东西，有助于宝宝含住乳头。比较适合于早产儿、吮吸能力弱或含乳头有困难的宝宝。④ 侧卧式，可让母亲在宝宝吃奶时休息或睡觉，适合于经剖腹产手术的妈妈，注意避免压迫伤口。⑤ 换位式，有助于鼓励那些拒绝在不太喜欢的乳房上吃奶的宝宝，以使他们能够摄入足够的奶量。

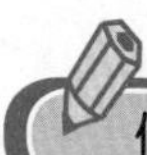

你知道应该如何添加辅食吗?

随着月龄的增长，单纯依靠乳类不能满足婴儿的生长需要，应该添加辅食了。辅食添加时应该注意遵循及时、足量、安全及合理的原则。辅食添加的适宜时间为婴儿在17~26周之间，纯母乳喂养的宝宝，可以在6月龄时添加。从强化铁的营养米粉开始，由单一品种到多样化的食物品种，每种食物尝试3~5天，等宝宝适应后开始加第二种。由少量开始，如米粉从1~2勺到小半碗，蛋黄由1/4个到整个。质地由稀到稠，如先是米汤，然后薄粥，再到厚粥，最后烂饭。辅食加工应由细到粗，如果汁→果泥→果肉或者菜泥→菜末→碎菜。

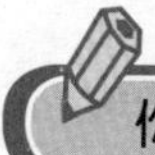

你知道泥糊状食品该怎么制作吗?

水果、蔬菜、蛋黄、鱼肉、动物肝脏等都可以制成泥糊状辅食。制作的方法因不同的食材而有所差异。果泥制作比较简单，选择苹果、香蕉或猕猴桃等肉质细腻的水果，洗净切开，用勺刮泥或压成泥状。蔬菜要选择豌豆、南瓜、红薯等豆类或根茎类蔬菜，洗净烧熟后，去皮压成泥状。蛋黄泥的制作是将蛋煮熟，去壳，取出蛋黄，碾成泥状。制作鱼泥时，应选择刺少的鳜鱼、鲈鱼、带鱼或鲳鱼等，加葱姜和少许料酒去腥蒸熟后，剔除骨刺，压成泥状。制作泥状食品时，一般不需加糖盐等佐料。

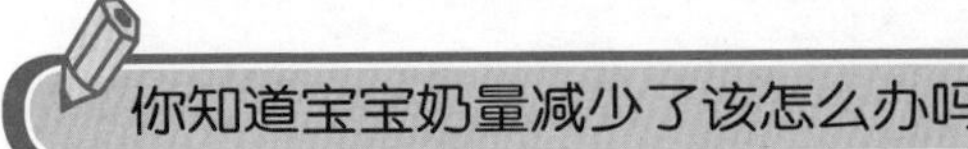

你知道宝宝奶量减少了该怎么办吗?

宝宝奶量减少有多种原因，可采取针对性处理方法：① 宝宝生病时，奶量会有所下降，应就医进行相应处理才能缓解吃奶的问题。如便秘影响宝宝的食欲，可试着多给宝宝吃些蔬菜、水果类等富含纤维素的食物，改善便秘的症状。② 不宜随意换奶。如果宝宝平时所喝的牛奶口味忽然被调换了，很容易引起宝宝拒绝喝奶。③ 给宝宝安静的吃奶环境。宝宝容易因分心而忘记吃奶。如果四周不断有人走动或有嘈杂声，容易分散宝宝的注意力，造成奶量减少。④ 留意奶嘴的问题。口径太小或太大的奶嘴，奶水滴得太快或太慢都容易造成宝宝的不适感。

你知道宝宝不肯吃辅食该怎么办吗?

对宝宝来说，除了母乳或配方奶粉之外，所有引入的食物都是新的，出于对自身的保护，可表现出拒绝辅食的现象。宝宝对食物的接受或喜爱取决于对食物的熟悉程度，如果婴儿能够有足够的机会，并且是在愉快的情况下去尝试新的食物，就有可能比较顺利地接受。因此，家长要有良好的心态，不要着急、灰心，错误地认为孩子就是不喜欢特定的某些食物，从而放弃给孩子充分接触食物的尝试。应坚持多次反复给宝宝提供不同的辅食，选择在孩子状态比较好的时候或者在宝宝较为饥饿的时候添加。也可以丰富辅食的制作方式，但要避免强迫喂食。

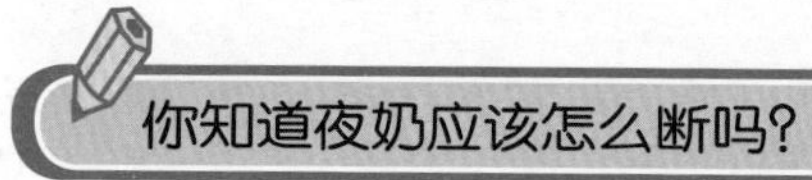

你知道夜奶应该怎么断吗?

新生儿和小婴儿的时候，宝宝没有昼夜之分。因此不论白天还是晚上，都会醒来要吃奶。随着年龄的增长，宝宝逐渐建立了睡眠习惯，夜间睡眠的时间延长，白天的睡眠时间减少。饮食也随之改变，白天进食量逐渐增大，夜奶逐渐断离。断夜奶时，可随着宝宝自然的节奏，有些宝宝可以很轻松地自动断离，有些孩子则需要家长的配合引导。一般应在晚上最晚8点左右喂好最后一次奶后，夜里就不再主动去喂奶了。如果宝宝夜间仍有需求，可以喂食但应逐渐减少喂奶次数和奶量。断奶有个过程，不能急于求成。断夜奶时间也因人而异，不做强行规定。

你知道宝宝食物过敏该怎么办吗?

宝宝出现食物过敏的症状，家长应该注意以下两个方面的处理。

（1）饮食选择：提倡母乳喂养，因为母乳引起过敏反应的可能性最小。母乳喂养时妈妈尽量选择清淡、低敏的食物，因为食物蛋白成分可以通过乳汁传递给婴儿。非母乳喂养时，可以选择蛋白水解奶粉或氨基酸配方奶粉，以减轻过敏反应。推迟给孩子添加固体食物的时间，宝宝免疫系统越成熟对特定食物蛋白引起过敏反应的可能性越小。遵照辅食添加的原则和顺序，在一段时间只增加一种食物，以观察宝宝对食物的反应。

（2）家庭护理：采用温水洗浴，减少肥皂和沐浴露的使用。

针对性使用抗过敏药物。

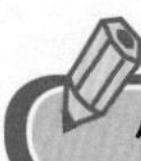

你知道应该如何培养宝宝的进食技巧吗?

进食技能的发育是婴儿摄取食物，获得营养的基础。在吸吮、吞咽和咀嚼等进食动作发育的关键期，注意训练和培养进食技能，使婴儿的口唇、舌、咽肌肉协调，手口动作协调，顺利完成食物的摄取和转换。一般2~5个月的婴儿已经能有意识地进行吞咽，咀嚼动作在5月龄左右开始发育，而6~8个月是训练婴儿学习咀嚼、吞咽的关键时期。因此，可以在7月龄左右有意训练婴儿咬嚼指状食物，用杯咂水；8月龄开始学习用杯喝奶，并给予各种不同质地的食物；9月龄开始学习用勺进食。通过训练，以此促进口腔肌肉协调和咀嚼、吞咽能力的发展。

你知道早产儿如何进行母乳喂养吗?

母乳喂养是早产儿最好的喂养方式，对促进婴儿胃肠道成熟和免疫保护有积极作用。当母亲自己没有乳汁或乳汁不足时，普遍使用捐赠母乳，以实现母乳的益处。即使是来自早产母亲的乳汁，仍可能缺乏蛋白质、能量、钠、钙和磷。而来自足月母亲的捐赠母乳，虽然保留了一些母亲自己乳汁的生物学特性和临床益处，但并非适合早产儿的最佳食物，可导致早产儿生长不良和营养缺乏。因此，在母乳喂养的基础上应谨慎实施适当的营养强化措施。伴随营养的进一步改善，最终目标是减少生长迟缓，使宝宝能够在自身发育的基础上适度生长。

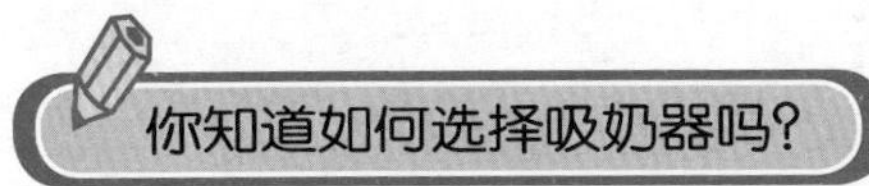

你知道如何选择吸奶器吗?

当宝宝因为早产或是母亲的乳头条件不好等原因,使得宝宝无法直接、有效地吮吸母乳,或者妈妈在哺乳期已经开始外出工作的时候,就需要吸奶器的帮忙了。吸奶器有手动型和电动型,手动型又分按压式、简易橡皮球吸方式和针筒式。电动型有单泵和双泵之分。吸奶器的选择可以因人而异,应结合自身的实际情况,比如吸奶次数和吸奶数量的不同要求,来选择不同的吸奶器。电动吸奶器比较方便、快速,花费的时间可能相对较少;而手动型吸奶器相对费力、费时,但好处是可以根据个人自己的需要调节速度。

你知道“上班族”妈妈该如何进行母乳喂养吗?

笔者提倡婴儿6个月内应纯母乳喂养,同时母乳喂养可以延续至2岁及以上。这对于在哺乳期就已经开始上班,或者是延续母乳喂养的妈妈们来说可是不小的挑战。“上班族”妈妈们进行母乳喂养要做好维持乳汁分泌、吸奶、乳汁储存等相关事宜。吸奶器是必备的工具,用于在上班期间定时吸出母乳,以维持乳汁的分泌。吸出的乳汁先冷藏保存,需要时再加热后可以给宝宝食用。妈妈在吸奶前应清洁双手,用热毛巾温敷乳房数分钟。注意吸奶器和乳汁储存器的清洁和消毒。同时,保持自身的营养摄入，以及轻松的环境和心态有利于乳汁的分泌和吸出。

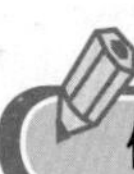

你知道"背奶"的妈妈应该如何保持母乳新鲜吗？

上班哺乳的妈妈需要暂时将吸出的乳汁进行冷处理，以保持母乳的新鲜不变质。冷处理分为冷藏和冷冻，冰箱冷藏可以维持24~48小时，冷冻储藏允许3周或更长时间。冷藏或短时间冷冻可采用玻璃或不锈钢器皿，加盖。长时间冷冻最好使用特别设计的容器，确保乳汁在无菌状态下保存。冷处理时应将每次饮用的奶量分别存放，尽量一次取出一次吃完，不要反复解冻。不要将新鲜的母乳和储存的乳汁混合使用。准备一个便携的保温箱，用以在上下班路上暂时存放冷藏的乳汁。乳汁不要采用微波炉再加热，以免造成加热不均，并且破坏营养成分。

婴儿期营养性疾病的处理

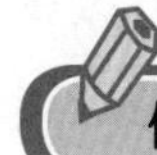

你知道为什么6个月后的宝宝容易生病吗？

人体具有识别自身和自身以外成分的功能，以此来阻止外来有害的抗原物质进入人体，使机体免除疾病，从而达到维持身体健康的目的，这就是常说的免疫功能。人体的免疫系统发挥着疾病免疫的作用，免疫系统由免疫器官、免疫细胞和免疫活性物质组成，只有发育成熟的免疫系统才能发挥有效的免疫作用。出生时，宝宝通过孕期从妈妈体内获得的抗体，以及生后初乳中获得的各种免疫活性物质，可以获得一定的免疫保护。但是到6个月时这些免疫物质的作用已经逐渐消失，而婴儿自身的免疫系统发育尚不成熟，故而容易生病。

你知道婴儿腹泻该怎么办吗？

婴儿的消化器官发育尚不完善，容易受到外界环境因素的影响造成消化道功能紊乱，如呕吐、腹泻或便秘。针对造成腹泻的不同原因，采用相应的措施来处理：对于夏季易感的细菌性腹泻和好发于秋季的病毒性腹泻，应及时就医进行消炎、止泻等对症处理，注意补充水盐。腹泻程度较轻时，应坚持母乳喂养，人工喂养者，可将奶液适当稀释。减少辅食添加量，饮食宜清淡，少油低膳食纤维，以减轻胃肠道负担。部分因喂养不当，进食过多而引起大便次数增多时，应减少饮食量，辅以帮助消化的药物，使肠胃道得到适当的休息和调整。

你知道婴儿呕吐该怎么办吗？

呕吐是婴儿期常见病症之一，可由各种原因造成，如喂养不当，胃肠道感染，先天性胃部幽门狭窄或肠套叠，少数由食物中毒等引起。婴儿呕吐容易造成脱水和电解质紊乱，故而一定要尽早明确病因后积极对症处理。如果是感染引起，应及时、足量使用抗生素治疗；如果是胃肠道结构异常，需要外科手术治疗。喂养不当引起呕吐也是常见的原因，需要及时调整奶嘴，放慢进食速度，来减少空气的吞入；配方奶粉按照正确的比例调配，过稀或过浓都可能引起婴儿呕吐；进餐前后应安静休息，避免频繁、剧烈活动。

你知道婴儿便秘该怎么办吗？

婴儿发生便秘，可从以下几个方面进行处理：① 调整饮食。增加蔬菜、水果和粗粮的摄入，提供足够的膳食纤维。② 建立排便习惯。每日定时坐便盆，建立大便的条件反射。③ 腹部按摩。用手在婴儿腹部自右向左按顺时针方向轻轻按摩，促进肠道蠕动。④ 肠道菌群调节。补充益生菌制剂，调节肠道菌群，改善肠道微环境。⑤ 及时就医。便秘时间过长，腹胀明显，婴儿烦躁、哭吵频繁，可适当在肛门处涂少许润滑油，以排解大便，缓解腹部压力，减少毒物吸收。反复便秘，腹胀明显，出现排便带血现象，或影响孩子的生长发育，需就医进一步检查。

你知道为什么 6 个月的宝宝要验血吗？

胎儿期宝宝可以通过母亲胎盘的血液循环，获得一定的铁储备，以供自身的生长发育需要。到6个月左右时，宝宝生长发育迅速，而体内储存的铁基本消耗殆尽，如果未能及时添加富含铁的辅食，存在营养素摄入不足或导致失血增加的疾病，将造成宝宝营养性贫血。贫血会影响宝宝的食欲，造成机体免疫力下降，易疲乏，体力下降。严重贫血则影响宝宝的神经系统发育，导致反应低下、注意力不集中和记忆力减退等。因此，应该及早发现，尽早干预，以减轻贫血所带来的不良影响。早产儿4个月、足月儿6个月应该进行血色素检查。

宝宝血色素正常了就不要补铁了吗?

宝宝缺铁时并不是马上就出现贫血，而是会经历三个不同阶段：储存铁减少期、红细胞缺铁生成期和缺铁性贫血期。在前两期中身体内储存的铁已经减少了，但是只有在体内的铁含量进一步减少，才会显现出红细胞体积变小，血红蛋白数量减少，即所谓的贫血。缺铁性贫血的治疗以铁剂治疗为主，在含铁药物治疗的一周后，血红蛋白就迅速增加，一般轻度贫血在治疗1个月后，血色素就可以恢复正常，宝宝的贫血症状好转。但是，仍然需要继续服用铁剂1~2周，才能将体内铁的储存量补充完全。

你知道怎样预防宝宝贫血吗?

通过合理安排宝宝的日常饮食，尽早治疗可能引起贫血的相关疾病，可以预防贫血的发生。坚持母乳喂养，母乳中的铁容易被婴儿吸收。不能母乳喂养时，要尽量选择富含铁的婴儿配方奶粉。在宝宝5~6个月时，适时适量为他们添加辅食，保证蛋白

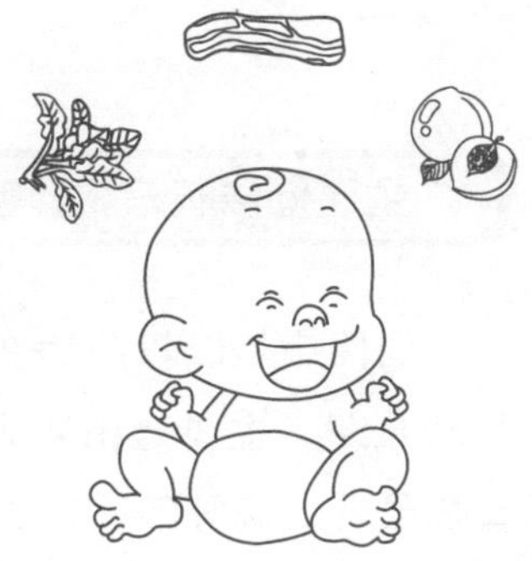

质、铁、叶酸等营养素的摄入。一般来说，肝、血、肉类（牛肉、瘦猪肉等）、豆类、绿叶蔬菜、杏、桃等食物中含铁、维生素A、叶酸较多。而新鲜蔬菜和水果富含维生素C，可以促进铁的吸收。早产、低出生体重等有高危因素的婴儿应定期检验血色素，及时补充含铁制剂。

你知道发生母乳性黄疸该怎么办吗？

新生儿期容易发生皮肤、巩膜黄染的现象，这就是所谓的黄疸，分为病理性黄疸与生理性黄疸。病理性黄疸都是由疾病引起，应该明确诊断并进行正规治疗。较为常见的是生理性黄疸，母乳性黄疸就是其中一种，表现为黄疸出现晚，大都发生在生后3~4天，黄疸程度也比较轻。可暂停母乳2~3天，如果黄疸有所减退，那么可以初步断定为母乳性黄疸。一般不必进行特殊处理，可以继续母乳喂养，多次少量喂奶。保证肠道排泄畅通，增加宝宝大便次数，以减少肠道对胆红素的吸收。同时做好新生儿护理，给予保暖、增加热量、预防感染等。母乳性黄疸随着月龄增长可自行消退。

生了佝偻病只要补钙就行了吗？

佝偻病是以骨骼病变为特征的一种慢性营养性疾病，好发于婴幼儿期。主要是由于先天不足，生后存在营养摄入少、生长发育快或者疾病等因素造成维生素D缺乏，引起钙、磷代谢失常，钙盐不能在骨骼中正常沉积，导致骨组织矿化不全，骨骼变形。因此，引起佝偻病的主要原因是维生素D不足。在佝偻病的治疗时，应给予大剂量的维生素D，同时可以辅助钙的补充。除此之外，骨骼的健康成长与多种营养素相关，如蛋白质、维生素A、维生素B_2、维生素C等，也应该注意补充。在护理方面，还要避免宝宝过早坐、站、走等，以免加重骨骼变形。

小宝宝要胖些才可爱吗?

传统观念认为，宝宝要胖些才可爱，但“胖”要适度才是真的好。随着社会经济的发展，饮食、运动等生活行为方式的改变，超重和肥胖正以惊人的速度在全世界范围内增长，成为公共卫生领域的严重问题。肥胖与冠心病、糖尿病、高血脂、高血压等代谢性疾病密切相关，既造成个体生活质量的下降，同时给社会带来沉重的负担。肥胖受遗传和环境因素的影响，而婴儿期是肥胖高发的第一个年龄阶段，并且婴儿期的肥胖不仅表现为脂肪细胞的体积增大，同时脂肪细胞的数量增多，从而增加对肥胖的控制难度。

你知道营养不良会影响宝宝的智力发育吗?

蛋白质、热能摄入不足而造成机体的营养缺乏，称为营养不良。营养不良不仅影响儿童体格生长，同时也会影响儿童的脑发育和智力发育。儿童早期的营养状况与年长后的学习能力、活动能力都有直接关系，甚至影响到成年后的劳动生产力。营养不良刚发生时，主要对体重、胃肠道消化功能的影响比较明显，而对大脑神经系统的影响还不显著。长期、严重的营养不良将使脑细胞数量减少，体积缩小。儿童生命早期的营养不良将造成不可逆转的脑组织改变。营养不良同时伴随着多种维生素和微量元素缺乏，从而加重体格和智力发育的不良后果。

运动与行为

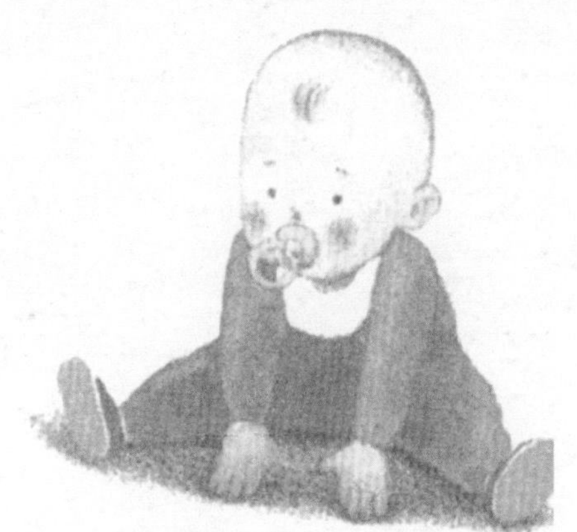

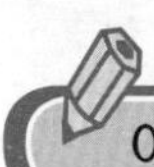

0~12 个月的宝宝动作发育的特点

0~12个月的宝宝动作发育的规律：

（1）头尾规律：动作发育是自上而下的。先会抬头，后双手取物，然后坐、爬、站和走。

（2）正侧规律：离心近的躯干肌肉动作发育在前，肢体远端肌肉动作在后。先能抬肩，发展到前臂、手腕，最后能用指尖捏物品。

（3）动作从泛化到集中，从不协调到协调，逐步减少不必要的动作。

（4）正面动作在前，反面动作在后：先学会用手抓东西，再学会放下；先会从坐到站，后会从站到坐；先会往前走，后会倒退走。

你知道如何给宝宝进行抚触吗?

宝宝的抚触既能促进婴儿神经系统发育，促进生长及智能发育，同时可以增强宝宝与父母的交流，帮助宝宝获得安全感，发展对父母的信任感。那么怎么给宝宝做抚触呢？爸爸妈妈们只要记住以下口诀：

（1）小脸蛋，真可爱，妈妈摸摸更好看：双手拇指放在宝宝前额眉间上方，用指腹从额头轻柔向外平推至太阳穴。拇指从宝宝下巴处沿着脸的轮廓往外推压，至耳垂处停止。

（2）小耳朵，拉一拉，妈妈说话宝宝乐：用拇指和食指轻轻按压耳朵，从最上面按到耳垂处，反复向下轻轻拉扯，然后再不断揉捏。

（3）妈妈搓搓小手臂，宝宝长大有力气：轻轻挤捏宝宝的手臂，从上臂到手腕，反复3~4次。

（4）伸伸小胳膊，宝宝灵巧又活泼：把宝宝两臂左右分开，掌心向上。

（5）动一动，握一握，宝宝小手真灵活：用手指划小圈按摩宝宝的手腕。用拇指抚摩宝宝的手掌，使他的小手张开。让宝宝抓住拇指，用其他四根手指按摩宝宝的手背。一只手托住宝宝的手，另一只手的拇指和食指轻轻捏住宝宝的手指，从小指开始依次转动、拉伸每个手指。

（6）小肚皮，软绵绵，宝宝笑得甜又甜：放平手掌，顺时针方向画圆抚摩宝宝的腹部。注意动作要特别轻柔，不能离肚脐太近。

（7）妈妈给你拍拍背，宝宝背直不怕累：双手大拇指平放在宝宝脊椎两侧，其他手指并在一起扶住宝宝身体，拇指指腹分别由中央向两侧轻轻抚摸，从肩部处移至尾椎，反复3~4次。五指并拢，掌根到手指成为一个整体，横放在宝宝背部，手背稍微拱起，力度均匀地交替从宝宝脖颈抚至臀部，反复3~4次。

（8）摸摸胸口，真勇敢，宝宝长大最能干：双手放在宝宝的两侧肋缘，先是左手向上滑向宝宝右肩，复原。换右手上滑到宝宝左肩，复原。重复3~4次。

（9）宝宝会跑又会跳，爸爸妈妈乐陶陶：用拇指、食指和中指，轻轻揉捏宝宝大腿的肌肉，从膝盖处一直按摩到尾椎下端。用一只手握住宝宝的脚后跟，另一只手拇指朝外握住宝宝小腿，沿膝盖向下捏压、滑动至脚踝。

（10）妈妈给你揉揉脚，宝宝健康身体好：一只手托住宝宝的脚后跟，另一只手四指聚拢在宝宝的脚背，用大拇指指肚轻揉脚底，从脚尖抚摸到脚跟，反复3~4次。

需要注意的是，抚触者在抚触过程中要面带微笑，向宝宝传达自己的爱意，才能起到最好的效果。并且抚触还要做到每天坚持十五分钟，如果“三天打鱼，两天晒网”意义就不大了。

你知道如何给宝宝做被动操吗?

婴儿被动体操是宝宝体格锻炼的重要方式，能促进宝宝基本动作的发展。通过婴儿被动体操可以增强宝宝骨骼与肌肉的发育，促进新陈代谢；安定情绪，改善睡眠；增进亲子感情，促进智力发育；增强免疫力，预防疾病。

那么怎么给宝宝做被动操呢?

（1）第一节——扩胸运动

预备姿势：成人两手握住宝宝的腕部，让宝宝握住成人大拇指，两臂放于身体两侧。

动作：第1拍将两手向外平展与身体成90°，掌心向上；第2拍两臂向胸前交叉，重复共两个8拍。

注意：两臂平展时可稍用力，两臂向胸前交叉动作应轻柔些。

（2）第二节——伸屈肘关节运动

预备姿势：成人两手握住宝宝的腕部，让宝宝握住成人大拇指，两臂放于身体两侧。

动作：第1拍将左臂肘关节前屈；第2拍将左臂肘关节伸直还原；第3、4拍换右手屈伸肘关节，重复共两个8拍。

注意：屈肘关节时手触宝宝肩，伸直时不要用力。

（3）第三节——肩关节运动

预备姿势：成人两手握住宝宝的腕部，让宝宝握住成人大拇指，两臂放于身体两侧。

动作：第1、2拍将左臂弯曲贴近身体，以肩关节为中心，由内向外作回环动作，第4拍还原；第5~8拍换右手，动作相同，重复共两个8拍。

注意：动作必须轻柔，切不可用力拉宝宝两臂勉强做动作，以免损伤关节及韧带。

（4）第四节——伸展上肢运动

预备姿势：成人两手握住宝宝的腕部，让宝宝握住成人大拇指，两臂放于身体两侧。

动作：第1拍两臂向外平展，掌心向上；第2拍两臂向胸前交叉；第3拍两臂上举过头，掌心向上；第4拍动作还原，重复共两个8拍。

注意：两臂上举时两臂与肩同宽，动作轻柔。

（5）第五节——下肢屈伸运动

预备姿势：婴儿仰卧，两腿伸直，成人用两手握婴儿脚腕(踝部)，但不要握得太紧。

动作：把婴儿两腿同时屈至腹部，还原。重复共两个8拍。

注意：婴儿的腿屈至腹部时，成人要稍用力；伸直时不要太用力。

（6）第六节——两腿轮流屈伸运动

预备姿势：成人两手分别握住宝宝两膝关节下部。

动作：第1拍屈宝宝左膝关节，使膝缩近腹部；第2拍伸直左腿；第3、4拍屈伸右膝关节，左右轮流，模仿蹬车动作，重复共两个8拍。

注意：屈膝时成人稍帮助宝宝用力，伸直时动作柔和。

（7）第七节——下肢伸直上举运动

预备姿势：两下肢伸直平放，成人两掌心向下，握住宝宝两膝关节。

动作：第1、2拍将两下肢伸直上举成90°；第3、4拍还原，重复共两个8拍。

注意：两下肢伸直上举时臀部不离开台面，动作轻缓。

（8）第八节——股关节运动

预备姿势：婴儿仰卧，两腿伸直，操作者用两手握婴儿脚腕(踝部)，但不要握得太紧。

动作：把婴儿左侧的大腿与小腿屈缩成直角；再把婴儿左腿屈缩至腰部；再把婴儿左腿向身体侧转动；还原。两腿轮换做，重复共两个8拍。

你知道如何给宝宝做主动操吗？

与被动操不同，婴儿主动操是一种在家长帮助下（适当扶持）的身体运动方法，适用于6~12个月的宝宝。每天坚持做婴儿主动操可以使宝宝的动作更灵敏，肌肉更发达，提高宝宝对自然环境的适应能力。做操时伴有音乐，让宝宝接触多维空间，可促进左右脑平衡发展，从而促进宝宝的智力发育。

那么怎么给宝宝做主动操呢？

（1）准备活动：先让宝宝自然放松仰卧，妈妈握住宝宝的两手手腕。

第一个4拍：从手腕向上按摩4下至肩；第二个4拍：从脚腕

按摩4下至大腿部；第三个4拍：自胸部按摩至腹部（妈妈的手呈环形，由里向外，由上向下）；第四个4拍同第三个4拍。

（2）第一节——起坐运动：① 将宝宝双臂拉向胸前，双手距离与肩同宽。② 轻轻拉引宝宝使其背部离开床面，拉时不要过猛。③ 让宝宝自己用劲坐起来。

（3）第二节——起立运动：① 让宝宝俯卧，成人双手握住其肘部。② 让宝宝先跪坐着，再扶宝宝站起。③ 再让宝宝由跪坐至俯卧。

（4）第三节——提腿运动：① 宝宝俯卧，成人双手握住其双腿。② 将宝宝两腿向上抬起成推车状。③ 随月龄增大，可让宝宝双手支撑起头部。

（5）第四节——弯腰运动：① 宝宝背朝成人直立。成人左手扶住其两膝，右手扶住其腹部。② 在宝宝前方放一个玩具，让宝宝弯腰前倾。③ 捡起玩具。④ 恢复原样成直立状态。重复两个8拍。

（6）第五节——托腰运动：① 宝宝仰卧，成人右手托住其腰部，左手按住其踝部。② 托起宝宝腰部，使其腹部挺起成桥形。

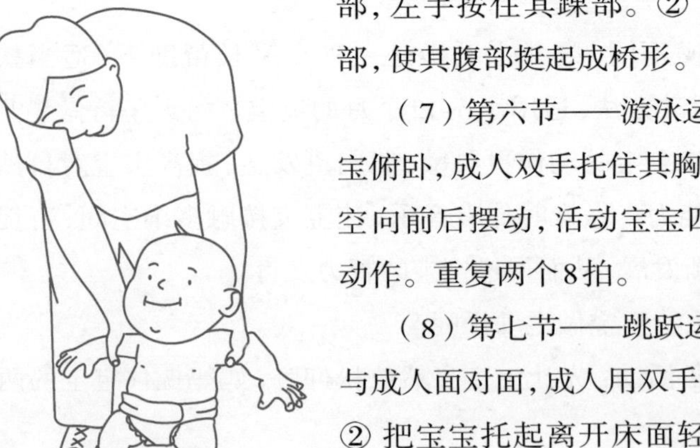

（7）第六节——游泳运动：① 让宝宝俯卧，成人双手托住其胸腹部。② 悬空向前后摆动，活动宝宝四肢，做游泳动作。重复两个8拍。

（8）第七节——跳跃运动：① 宝宝与成人面对面，成人用双手扶住其腋下。② 把宝宝托起离开床面轻轻跳跃。重复两个8拍。

（9）第八节——扶走运动：① 宝宝站立，成人站在其背后，扶住宝宝腋下、前臂或手腕。② 扶宝宝学走。重复两个8拍。

需要注意的是，爸爸妈妈做操时要轻柔、有节律，避免过度的牵拉和负重动作，以免损伤宝宝的骨骼、肌肉和韧带。不要在宝宝疲劳、饥饿或刚吃完奶时做操。运动量要逐渐增加，每节动作由2~4次慢慢增加到4~8次，习惯以后再增加次数。

你知道如何促进宝宝的视觉发育吗?

1个月时，将色彩鲜艳带响声的玩具，放在距离宝宝的眼睛25厘米处，边摇边缓慢移动，吸引宝宝的视线跟随玩具和响声移动。坐在宝宝对面，一边喊他的小名一边移动大人的脸，让宝宝注视大人的脸并随之移动。

2个月时，大人将红球、铃铛或其他色彩鲜艳的玩具拿到宝宝面前，待引起宝宝注视后再缓慢移动物体，吸引宝宝的眼睛跟着物体移动，提高他的注意力。也可试着给宝宝看一些画片，提高宝宝的注视能力。

3个月时，当宝宝在床上仰卧时，大人用红绒球或色彩鲜艳的物体，在宝宝眼前缓慢地左右来回移动，吸引宝宝向着红绒球的方向移动追视红绒球。

4个月时，宝宝仰卧，用绳在宝宝眼前系一晃动的玩具，锻炼宝宝视觉和够取物体的能力。

5个月时，让带响的玩具从宝宝的眼前落地，发出声音，看看他是否用眼睛追随，并伸头转身寻找。如果能随声音追寻就将玩具拾起给他，以示鼓励。

6个月后，经常给宝宝看一些形象逼真的玩具和图片，并告诉图片名称，逗引宝宝用眼去寻找，用手去指，反复练习可促进宝宝的听视觉和动作协调发展。父母还可以拿着玩具和宝宝玩“躲猫猫”。一边在宝宝眼前摇着彩色玩具，一边将玩具藏到身后。在宝宝疑惑时，再猛地将玩具在孩子眼前亮出来。当玩具瞬间出现在宝宝眼前，他会一下子变得高兴，这个过程对视觉刺激的效果是非常好的。

你知道如何保护宝宝的听觉吗？

婴儿的神经系统和听觉器官还远远没有发育成熟，任何外来的不良因素都可能使其发展受到干扰甚至破坏，所以宝宝听力的发展必须在保护中进行。

（1）积极防病：麻疹、流行性脑膜炎、乙型脑炎、中耳炎等疾病，均会不同程度地损伤婴儿的听觉器官，进而造成听觉障碍。针对此类疾病，最主要也是最有效的预防措施是按照计划免疫程序打好防疫针。

（2）慎重用药：不少药物具有耳毒性，特别是抗生素，如链霉素、庆大霉素、氯霉素等，必须在医生的指导下使用。

（3）尽量避开噪声：婴儿的听觉器官发育不完善，外耳道短而窄，加之耳膜薄，不能耐受过强的声音刺激。尖锐噪声尤其会损伤婴儿柔嫩的听觉器官而削弱听觉，甚至引起噪声性耳聋。

（4）不要随意掏挖耳朵：耳屎是有一定生理作用的，不少爸爸妈妈将其误认作废物，常常掏挖小宝宝的耳朵，殊不知婴儿耳道发育不成熟，多呈扁平缝隙状，皮肤娇嫩，稍有不慎，轻者掏伤皮肤导致感染，重者捣破鼓膜，造成听力损失。当然，耳屎多了也不好，但随着咀嚼、张口或打哈欠，一般可借助下颌等关节的运动而自行脱落。实在因“油耳”或耳屎过大阻塞耳道影响听力时，应请医生处理。

你知道如何促进宝宝的听力吗?

（1）多让宝宝听生活中的丰富声音：丰富的声音如走路声、流水声、说话声、风声、雨声等，这些自然环境的声音对促进小儿的听力发育十分有益。太过嘈杂的噪声，如工地施工的声音、机器的噪声等，对宝宝的听力会造成一定的损害，生活中要注意避开。

（2）多对宝宝进行听力训练：① 妈妈抱宝宝时最好采用左手抱的姿势，让小儿尽量靠近妈妈的心脏，以便清晰地听到妈妈的心跳声。② 对于新生儿可以在小床上系上不同音质或音调的发声玩具，刺激听力细胞，促进听力发育。③ 平时多和宝宝轻声说话，用不同的语气和宝宝说话，比如亲切的、兴奋的、激动的、命令式的声音等。④ 哼唱或播放一些节奏舒缓、旋律优美的经典音乐。⑤ 让宝宝做一些声音的分辨，如爸爸、妈妈及家里其他人的脚步声和说话声，某些动物的叫声等。

0~12 个月言语发育的特点?

1岁以内还是宝宝的口语准备阶段，宝宝的言语发育有以下特点：① 先懂词音，后懂词义，如先听懂“再见”，再从成人手势理解其义。② 先自由发音，后模仿发音。③ 喜欢用手势语言代替口语。

不同月龄的宝宝也会有不同的语言表达方式：

0个月：饥饿、寒冷、不适及需要爱抚时用各种声调的哭声表示。

2个月：能微笑，边注视母亲的身影移动，边发出和谐的喉音。

4个月：被逗时咯咯笑，安静时自己发出咿咿呀呀的声音。

6个月：喃喃发出单调的音节，如“ba”、“ma”，但都属于无意识的自语。

7~8个月：开始重复“baba”、“mama”、“dada”、“nana”等音节，能随成人发这些音，并在词意和熟悉的人、物间形成条件联系。

9~12个月：懂几个比较复杂的词意，如“亲亲妈妈”、“和爸爸再见”，能用简单的词表达意思。

你知道如何促进0~12个月的宝宝言语发育吗？

（1）创造良好的环境，鼓励多说话：鼓励宝宝多发音，尽快完成从元音、多辅音、连续音节到唇舌音的过渡。爸爸妈妈发音要简单、清晰，方便宝宝模仿。开始可以使用“儿语”，如把“帽子”说成“帽帽”，但随着宝宝模仿能力提高，就要逐步纠正为“帽子”。当宝宝急于表达自己的意思时，爸爸妈妈应扮演热心听众，不要不耐烦，不要处处纠正，应边听边赞赏。

（2）运用多种方式：如讲故事、唱儿歌等进行辅导，竞争性质的言语游戏最能引起宝宝的兴趣。不同游戏方法应交叉应用。

（3）言语—动作结合训练：提供言语指令的同时配合某些

动作。如果爸爸妈妈边说边表演，带些夸张逗趣，宝宝将乐此不疲。和宝宝交流时，尽量面对面，让宝宝看清爸爸妈妈的表情和口型。

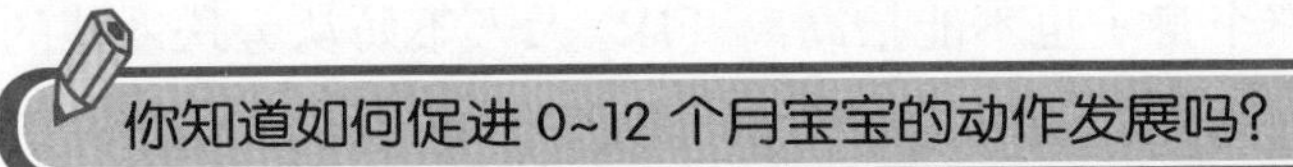

你知道如何促进 0~12 个月宝宝的动作发展吗?

（1）掌握动作发育的规律：宝宝每上一级新台阶都需要一段时间的巩固，如果宝宝刚会满地爬，就急忙让他学走路，则宝宝不仅步态蹒跚、跌跌撞撞，还会在骨骼发育不充分的情况下过早负重，导致O型腿、X型腿等发育畸形，妨碍正常发育进程。

（2）适当采取主动干预措施：宝宝能翻身后，尽可能创造机会让宝宝爬；发现宝宝正试着扶栏杆走路时，要让它多练，同时引导他逐步学会双手扶把走路。

（3）与视觉形象结合：有意识地在宝宝生活环境中添置一些色彩鲜亮、能转动的气球、玩具等，宝宝不但爱看，还喜欢用手触碰，先是手舞足蹈，而后逐渐开始协调伸手动作。比如宝宝无意碰到绳子时会看到上面的气球飘动，再碰再飘动，重复多次后宝宝就明白了其中的因果联系，学会了伸手拉的动作；拉不着，身体就起劲向上挺，结果学会了坐；能坐后宝宝的活动范围更大了，学习新东西的机会也更多了。

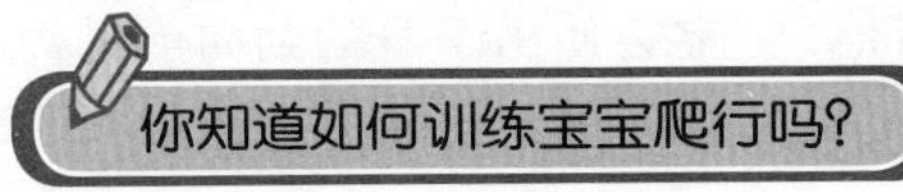

你知道如何训练宝宝爬行吗?

爬行是宝宝运动生涯中的一个重要的里程碑，宝宝的爬行训练对未来的平衡感的发展以及手眼协调能力、粗细动作发展都很有益处。如何正确训练宝宝爬行呢？

（1）抵足爬行：让宝宝俯卧在床上，父母用手掌顶住宝宝的脚，宝宝就会自动地蹬住你的手往前爬。开始时宝宝可能还不会用手使劲，整个身子也不能抬高离开床，大人不妨从旁扶助他的身子，必要时可用一点外力帮助孩子前进。每天练习2~4次，每次爬行2~4米，要天天坚持。

（2）上肢准备：俯卧，抬头，两臂撑起上半身，可用镜子、玩具、画报、人脸逗引宝宝抬头。出生15天后可适当练习；满月后每天3~4次，可累计半小时。

（3）单臂支撑体重：当宝宝学会上述动作后，可在其俯卧时，用玩具在他一侧手臂上方逗引他够玩具，两臂可轮流练习。前臂交叉练习：宝宝俯卧在床边，您在床沿，把两手掌向上，垫在宝宝的掌下，前面用玩具逗引，交叉移动你的手掌，带动宝宝两臂交叉运动。

（4）下肢准备：3~4个月左右，可将宝宝跪抱在你的大腿上，或当你仰卧时，让他跪在你的体侧，手扶着你的身体；可和他一起看画报、念儿歌、玩玩具，使宝宝锻炼膝部的支撑力量。两腿交叉运动：宝宝腹下垫上枕头呈俯卧位，你用双手抓住宝宝脚腕，做前后交叉运动。

（5）四肢协调爬行：训练宝宝用手和膝盖爬行，将宝宝的肚子托起，把腿交替性地在腹部下一推一出，每天练习数次。然后在前面放一些玩具来吸引他，宝宝会使出全身的劲向前匍匐爬行。开始可能没有前进，反而后退，这时要用力顶住宝宝的双腿，给他一点支持力，由此宝宝会逐渐学会用手和膝盖爬行的动作。

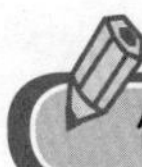

你知道如何促进宝宝对方位的辨别和平衡能力吗?

（1）转向爬：先把有趣的玩具给宝宝玩一会儿，然后当面把玩具藏在他的身后，引诱宝宝转向爬。

（2）爬行小路：把一小块地毯、泡沫地垫、麻质的擦脚垫、毛巾等东西排列起来，形成一条有趣的小路，让宝宝沿着“小路”爬，体会不同质地的物质。

（3）攀爬家具：从地面爬行进展到爬上椅子，这是建立立体空间高度概念的最佳练习机会，亦可强化手部和腿部的肌力。在攀爬时如跌倒亦无妨，从经验中宝宝可以学到如何避免危险的自保本领。

（4）翻筋斗：1岁多的宝宝会试着弯下腰身，从两腿间探看世界，这时可顺便抓住其大腿和腰部，协助完成被动式的翻滚。翻筋斗可训练宝宝的平衡感，并使手脚力量更加强劲。

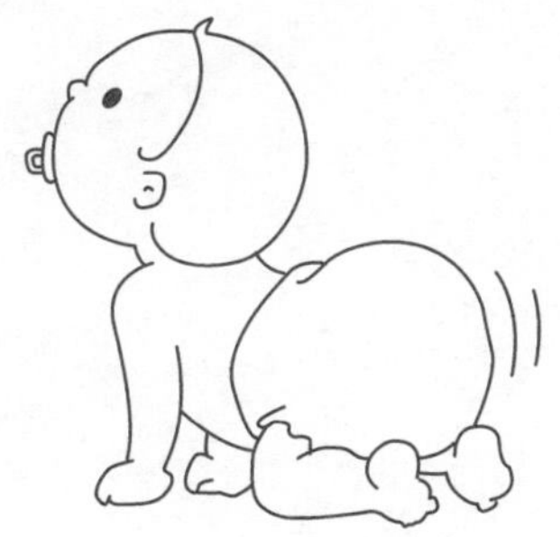

4

家庭护理方法

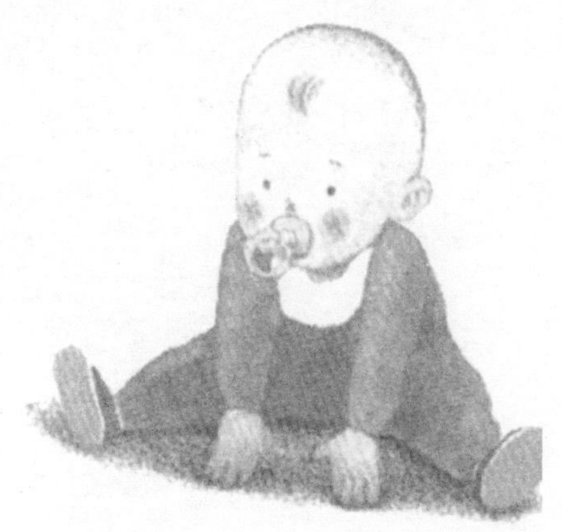

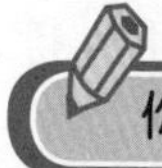

你知道何时可以对宝宝进行早教吗?

早教是0~6岁宝宝教育的统称,0~3岁是最好的,也是开发智能最好的时间段,3到6岁稍微比较晚了。通常说的三岁定终身其实说的就是宝宝性格的形成基本是三岁以前的各种影响和接受的事物确定的。

早教是多方面、综合性的。包括很多方面的,像开发智力的音乐,教宝宝学汉字的视频,英语的动画视频,普通话的语音小故事,还有Flash的动画等,都是属于早教范畴里面的。并不能单纯的认为哪些更有价值,因为每个宝宝自身的特点是不一样的,所以产生的喜好,性格以及兴趣当然也都是不同的。

宝宝0~3岁的接受能力都是很强的,记忆力应该也是很好的,有时候宝宝可能不太会表现出来,但是在他的大脑里,已经形成了记忆。首先要做的就是看一些早教资料。

第二步就是慢慢实践了,主要是从孩子生活的一点一滴开始做起,包括衣食住行、心理、语言、体质等各方面的注意。如果引导的好,孩子天生就会有求知欲的,就可以慢慢引导孩子一些专业一点的知识,比如从拼音、算术开始,然后汉字、英语,一步一步渐渐深入。

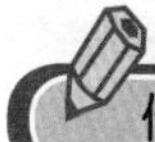

你知道换季的时候该如何有效预防宝宝感冒吗?

换季时,宝宝呼吸道屏障还没有发育完全,易遭受感冒、发烧等不适，如何预防感染应做到以下几点：

（1）避免和人群接触、注意卫生：在感冒流行期，要尽量避免带宝宝外出，尤其是人多的公共场合。如果家里有人患了感冒，也要避免和宝宝接触。平时要经常用湿毛巾给宝宝擦脸、擦手，全家人都要养成常洗手的习惯，防止被病菌感染。

（2）多喝水：保持室内通风，平时让宝宝多喝水，这样可以加强身体的新陈代谢，有预防感冒的效果。还要注意保持室内的通风。因为天冷而不开窗，密闭的空气反而会降低宝宝的抵抗力，因此要保持室内空气流通。

宝宝咳嗽、流鼻涕但体温正常需要到医院就诊吗?

咳嗽、流鼻涕是感冒的常见症状，有时还会伴有呕吐、腹泻的症状，引起感冒的原因多为病毒感染、其次为细菌。如宝宝精神较好，食欲不减，可先在家观察2~3天。在此期间要注意控制室温、保持空气流通，室内可以放加湿器或放盆水以保持湿度；衣被不要捂得太多；可以多喂点温开水；可以照常洗澡，但须注意保暖，以免温差过大而着凉；感觉宝宝皮肤温度较高时可以量一下体温。对于小婴儿来说即使体温正常，但如果出现胃纳不佳、精神差等情况时也应及时就诊，以免耽误病情。

你知道在选择婴儿衣物的时候需要注意哪些细节吗?

宝宝的皮肤非常的敏感，宝宝的衣服，质地要选择吸湿性好、

保暖性佳的棉质衣物，款式上要方便宝宝活动。如果是室内的话，小一点的宝宝建议穿能把脚趾都包裹起来的连体衣，内衣下摆的长度不要妨碍宝宝脚部的活动。到宝宝会爬了以后，建议选择上下分开的衣服。内衣最好是屁股部分有扣子、方便脱下换尿布的款式。

1~3个月：刚刚出生的宝宝体温调节功能不完善，皮肤娇嫩，抵抗力差，同时活动较多，出汗多，皮脂腺分泌多，如选择的不合适，有害物质易通过娇嫩的皮肤侵袭婴儿，增加感染的机会。所以，1~3个月的宝宝应选择环保、柔软及吸湿性良好，颜色宜以浅色为主，容易洗涤的全棉衣料。穿连体衣比较方便，穿上衣和裤子分开的衣服也可以，就是要小心有时候上衣会缩上去，露出肚子会着凉，抱的时候也要小心。衣服还是以开襟系带的为主，并且衣服的领子要开得大一点。

4~6个月：4个月以后的宝宝可自行在床上活动了，为了安全舒适，衣服款式要适当，不宜有大纽扣、拉链、扣环、别针之类的东西，以防损伤婴儿皮肤或吞到胃中。可用布带代替纽扣，但要注意内衣布带不要弄到脖子上，防止勒伤婴儿。

7~9个月：此时，正是宝宝练习匍匐的时期，他们好动，易出汗，生活不能自理，衣服易脏易破。所以，在春秋季节，外衣料要选择结实、易洗涤及吸湿性、透气性好的织物，应选择浅色调的纯棉制品，基本原则是吸湿性好及对阳光具有反射作用。

10~12个月：该时期的宝宝已经逐渐能爬、会走了，他们的活动范围也日渐扩大，他们对周围世界充满了好奇。所以，为婴儿选做衣服既要考虑其特点，又要注意此时婴儿年龄的需求，一般仍以棉质舒适宽大的衣服为主。

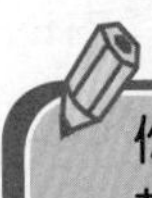

你知道晒太阳对宝宝有什么好处吗？你知道如何正确带宝宝晒太阳吗？

大家都知道给宝宝晒太阳有很多的好处的，特别是婴幼儿宝宝，这个时候宝宝生长发育比较快，给宝宝晒太阳可以增加体内维生素D_3的合成，这样能够促进宝宝骨骼正常发育，也是预防佝偻病的最好方法。

晒太阳时间，以上午6~10时及下午4~5时为宜。上午6~10时阳光中的红外线强，紫外线偏弱，可以促进新陈代谢；下午4~5时紫外线中的X光束成分多，可以促进肠道对钙、磷的吸收，增强体质，促进骨骼正常钙化。

晒太阳要晒多久，不同阶段的宝宝晒太阳时间是不一样的。每次晒太阳的时间长短随婴儿年龄大小而定，要循序渐进，由十几分钟逐渐增加至1~2小时为宜，或每次15~30分钟，每天可以多晒几次。如发现宝宝皮肤变红、出汗过多、脉搏加速，应立即回家并给予清凉饮料或淡盐水，或用温水给宝宝擦身，也可晒一会儿，就到阴凉处休息一会儿。

晒太阳的方法：让宝宝躺在床垫上，先晒背部，再晒两侧，最后晒胸部及腹部。开始时，每侧晒1分钟，以后逐渐延长。太阳紫外线含量较高，是皮肤的“隐形杀手”，人们很容易疏忽皮肤的防晒工作，因此进行日光浴时要注意保护好宝宝的头部和眼睛，最好把他的头和眼睛用太阳帽遮起来，不要让刺激的阳光直接晒到眼睛上面，避免强光对眼睛的损害。

为宝宝适当增减衣物。最开始，可以穿平时一样多的衣物。等宝宝身体发热，就应脱下厚重衣物，以宝宝感觉舒适为宜。晒

完太阳后，及时为宝宝添加衣物，因为在阳光下毛孔是打开的，回到阴冷的室内容易吸收潮气，招致感冒。

不要隔着玻璃晒。研究表明，隔着玻璃测试，紫外线透过不足50%，若到距窗口4米处，则紫外线更少，不足室外的2%，所以隔着玻璃晒太阳实际上没什么作用。等到宝宝满月以后，就可以到户外晒太阳了。

不能空腹晒太阳，也不能晒完立即洗澡，洗澡可将皮肤中的合成活性维生素D的材料洗去，降低了钙吸收的作用。晒太阳时，宝宝因为流汗、运动等原因会损失一部分水分，所以晒完太阳之后妈妈应及时给宝宝补充水分。

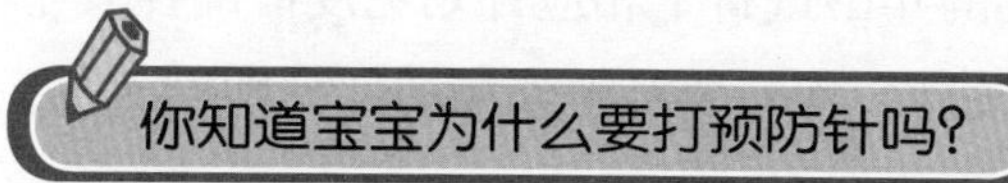

你知道宝宝为什么要打预防针吗?

婴幼儿抵抗力差，在出生6个月以后很容易患各种传染病，计划疫苗是根据儿童的免疫特点和传染病发生的情况制定的疫苗程序，确保儿童得到可靠的免疫，达到预防、控制和消灭相应传染病发生和传播目的。

你知道宝宝在1~12个月间应该接种什么疫苗?

年　龄	接种疫苗	可预防的传染病
出生24小时内	乙型肝炎疫苗	乙型病毒性肝炎
	卡介苗	结核病

（续表）

年　　龄	接种疫苗	可预防的传染病
1月龄	乙型肝炎疫苗	乙型病毒性肝炎
2月龄	脊髓灰质炎糖丸	脊髓灰质炎（小儿麻痹）
3月龄	脊髓灰质炎糖丸	脊髓灰质炎（小儿麻痹）
	百白破疫苗	百日咳、白喉、破伤风
4月龄	脊髓灰质炎糖丸	脊髓灰质炎（小儿麻痹）
	百白破疫苗	百日咳、白喉、破伤风
5月龄	百白破疫苗	百日咳、白喉、破伤风
6月龄	乙型肝炎疫苗	乙型病毒性肝炎
8月龄	麻疹疫苗	麻疹

其中，若儿童在规定的年龄进行了相应计划免疫但漏掉其中某一项者，不必重复所有过程，而只要补上遗漏的部分即可。

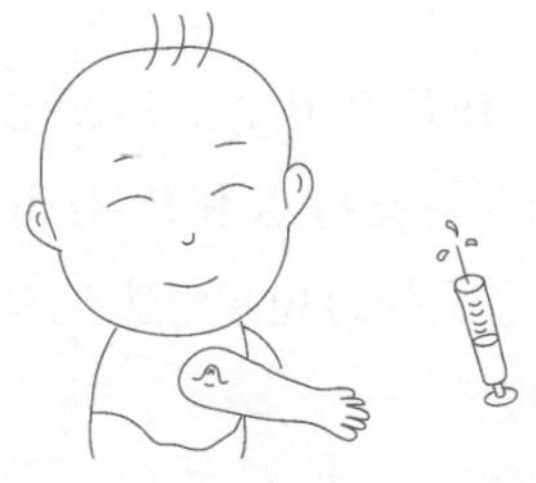

你知道什么情况下宝宝应该延迟疫苗的注射吗？

（1）如孩子正在发烧，患有急性传染病、哮喘、风疹、湿疹等疾病或有心脏病、肾炎及肝炎等疾病时，暂时不要打预防针。

（2）孩子腹泻时不要吃小儿麻痹糖丸，等病好后两周才能补吃。

（3）有癫痫病史及药物过敏史的儿童不要进行预防接种。

在注射疫苗时应注意：① 要在孩子身体状况好的时候进行。② 接种前要先测体温，若有发烧要推迟接种、未完全恢复健康前暂缓注射，但应在病好后及时补接种。③ 接种后，当天不要洗澡，也不能让孩子太疲劳。④ 属过敏体质者，应向医生反应。

有些家长明知宝宝有接种禁忌证，但仍心存侥幸，接种前不向医务人员说明情况，这样接种疫苗是十分危险的。

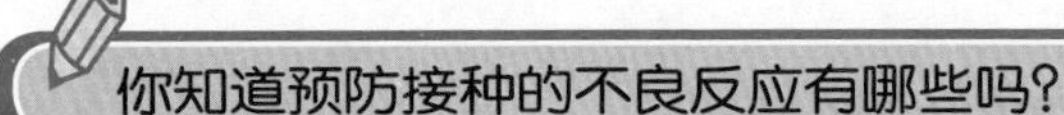

你知道预防接种的不良反应有哪些吗?

疫苗对于人体来说是一种异物，在诱导人体免疫系统产生对特定疾病的保护力的同时，其本身的生物学特性和人体的个体差异（如健康状况、过敏体质、免疫功能、精神因素等）可能会引起少数宝宝发生不良反应，包括以下3个方面：

（1）一般反应：大多数是一过性的，在24小时内出现，主要表现为局部红肿、疼痛，可有发热、全身不适、食欲减退、乏力等症状。一般这些情况表现比较轻微，2~3天即可消退。

（2）异常反应：极少数宝宝可能出现晕厥、过敏性休克、血管性水肿等，应立刻抢救治疗。

（3）偶合症：是指如宝宝接种时刚好处于某种疾病的潜伏期，或者尚未发现的基础疾病，接种后巧合发病，如腹泻、流感等。

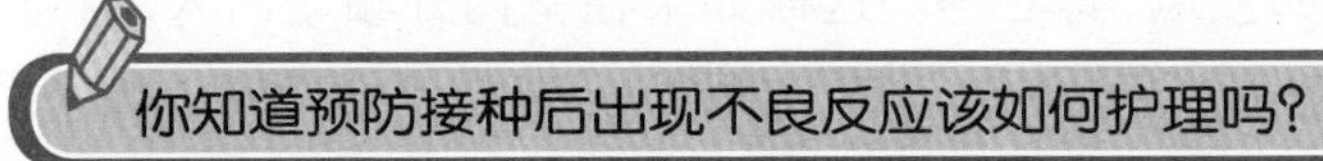

你知道预防接种后出现不良反应该如何护理吗?

宝宝接种后不要马上离开，严重的过敏反应一般在注射后30

分钟或立即表现出来，因此需观察一段时间后再离开。接种后一般无需对宝宝做特殊护理，但需避免游泳等一些剧烈活动；洗澡时应避免拿毛巾用力擦洗接种处；注意休息、多饮水。注射部位如有轻微的红肿先冷敷，急性期过后再热敷，可以帮助肿块的吸收，切勿挑破，以免感染。体温在38℃左右时可以采用睡冰枕、温水擦浴等降温方法。但若高热不退、接种处红肿持续扩大，或出现其他症状时应及时到院就诊。

国产疫苗和进口疫苗有什么区别？该如何选择呢？

不管是进口还是国产疫苗，只要经过国家检验合格，同样安全有效。价格上的差异主要在于进口疫苗和国产疫苗毒株及其培养工艺不同，以及由此引起的产生抗体数量的多少、防疫时间的长短、副反应的大小等方面的区别。许多的研究表明，国产的疫苗并不比国外差，所以家长们可以根据自己的实际情况、经济条件咨询医生后进行选择。此外，不同的生产厂家其制作工艺不同，建议接种同一种疫苗的过程中不要混用不同厂家生产的疫苗。

你知道冬天带宝宝出门需要注意哪些问题吗？

（1）保暖：冬天外出，保暖是最重要的。服装要选择容易穿脱的款式，如披风、背心等。这样如果在室内外频繁出入，就可以快速方便地增添衣服了。风大的时候，最好给宝宝戴上帽子、手套，不要让皮肤暴露在寒冷的空气中。推婴儿车外出的话，给宝宝盖一个小毯子来保暖。

（2）就近外出：冬天可以在家附近进行活动，避免去人多的地方以减少交叉感染的机会。如果需要远行的话，一定要把防寒用品准备齐全，多叠穿几件薄的衣服，方便穿脱。外出时间较长需要冲奶粉的话，最好带一个可以保温的暖瓶，冲奶或调和乳食时可以用。

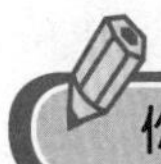

你知道夏天宝宝出行时该怎样防护呢？

夏天紫外线比较强，出行时最好注意以下几方面的防护：① 给孩子戴上遮阳帽，穿能遮住四肢的衣裤。② 让孩子待在阴凉处。③ 使用全效防晒霜。

正确使用防晒霜只是一部分，在上午10点到下午3点之间，日照强烈的时候，还应该避免让孩子直接暴露在阳光下。如果做不到这一点，至少要让他经常到阴凉处歇一会儿。

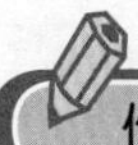

你知道自驾出行需要为宝宝做哪些安全防护吗？

如家长们自己驾车出行应该在汽车的后座上安装专供宝宝使用的安全座椅，安全座椅应与车相匹配，并按照说明书进行安装，1岁以内宝宝必须选用“宝宝面向后”的那一种。安全带松紧度以宝宝的胸部和安全带之间能塞进两个手指为宜。注意千万不要抱着宝宝在坐在副驾驶位置上，以免引起伤害。行车途中应确认关好车窗、锁好车门，不要给宝宝零食，以防止引起误吸。即使是非常短暂的离开，也不要让宝宝一个人留在车内，以免车内温度过高或过低以及废气造成意外的发生。关车门的时候特别注意防手指夹伤。

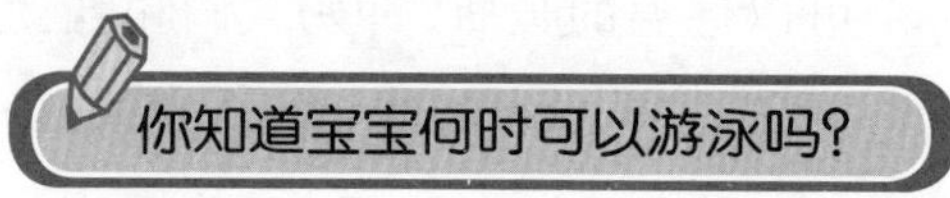

你知道宝宝何时可以游泳吗?

健康出生的宝宝一般可在出生24小时或48小时以后，并待脐部长好时再下水比较合适，以防止脐部感染，必要时要贴上护脐贴。

值得注意的是，宝宝在水中的游泳时间和运动量，并非游得越久越好。毕竟婴儿的活动量有限，游得时间过长，或在水中运动过多，会造成婴儿一定程度的疲劳，严重的还会出现虚脱现象，一般婴儿游泳的时间控制在15~20分钟比较合适。游泳的频率大约每周1次即可。

你知道如何为宝宝选择游泳圈吗?

爸爸妈妈可以根据宝宝的大小及对游泳池的适应能力来做考虑并选择。

（1）脖子圈：在宝宝不能抬头的这段时间，要采用佩戴在婴儿的脖子上的游泳圈，且常用婴儿游泳池的高度也基本是根据宝宝套在脖子上的高度而设计的，因此对于刚刚出生的宝宝可以选择脖圈。

（2）腋下圈：随着宝宝渐渐长大，并且对于游泳池的环境也熟悉了以后，宝宝将再也不喜欢被脖子勒住，他们也要更加广阔

的视野，同时婴儿游泳池的深度达不到婴儿游泳的目的(宝宝的脚碰到池底)，要想在原来的婴儿游泳池内游泳，就必须要提高宝宝的游泳高度或者增加水池的深度，或把圈从脖子上移到腋下，不仅增加了宝宝游泳的高度，同样能使宝宝在游泳中乐趣增加、活动范围扩大。

你知道如何防止宝宝不慎跌落吗?

（1）床：从宝宝4月龄起开始防护。

1）给床装上护栏：现在的婴儿床一般都装有护栏，对已经会翻身还不会站立的宝宝来说，比较安全。但在选购的时候，也要留意床栏的间距，不能过大，要小于宝宝头围。同时，可以再配一个床围，以免宝宝翻身时，将头直接撞到床栏上而引起撞伤。如果没有购置婴儿床，也要为大床装上护栏，以免宝宝跌落造成伤害。

2）将宝宝放在铺有软垫的地板上：对于运动能力较强，已经会扶物站立的宝宝来说，若妈妈要暂时离开一会儿，最安全的做法还是应当将宝宝放在铺有软垫的地板上，以免好动的宝宝扶着床栏站起来而造成意外。

（2）沙发：从宝宝5月龄开始防护。别让宝宝单独在沙发和椅子上，当宝宝坐在沙发或椅子时，家长一定要在一旁看护，并与宝宝保持一臂以内的距离，以免宝宝因中心不稳而向后栽倒，或要跌落下来时能够及时扶住宝宝。切不可让宝宝单独一人坐在沙发或椅子上。当宝宝坐在儿童餐椅上进餐时，要系好安全带，以防跌落。

1）给地板铺上软垫：当宝宝会爬走后，虽然身边的安全隐患增多了，但也不能因噎废食，限制宝宝的活动，最重要的是为宝宝提供安全的环境：如在宝宝经常活动的区域设软垫，各式家具和墙体的尖角都用防撞条和防撞角包起来，这样即使宝宝不慎由高处摔落或跌倒，也能有效降低宝宝受伤的程度。

2）给宝宝腾一块活动的空地：家具的摆放位置，应随着宝宝的成长而适当调整，尤其是在宝宝学习爬行到能够独自行走的这段时间，应尽量为宝宝腾出一片空地。

（3）窗户：从宝宝8月龄起开始防护。

1）给窗户、阳台装上防护栏：有飘窗和落地窗的家庭，加装防护栏很有必要。为了使防护栏起到最佳效果，高度不宜低于120厘米，栏间距离不宜超过6厘米；同时要考虑防护栏的结构应当以纵向的为宜，以免防护栏上有可以让宝宝攀爬踩踏的落脚点；此外，还要注意防护栏的材质是否坚固、防锈。

2）给窗户加锁：防止宝宝随便开启，也很有必要。选购的窗锁最大安全间隙不宜超过12厘米，以防宝宝钻出而引起危险。

3）在窗边和阳台上不放置任何可以攀爬的物体：窗户、阳台上，不要摆放桌椅、凳子、沙发、箱子等任何可以垫脚、攀爬的家具或物体，以防宝宝攀爬而引起跌落危险。

（4）楼梯：从宝宝8月龄起开始防护。

1）教宝宝正确上下楼梯的姿势：教会孩子上下楼梯的姿势，必要时可做示范。

2）为家中的楼梯装设防护栏：会爬行后的宝宝，活动能力增强，若妈妈因为要做家务而不能一直在一旁看护宝宝，建议在家中的楼梯装设防护栏，以防宝宝在无人看护的情况下攀爬楼梯而引起跌落受伤。此外，要注意防护栏或楼梯扶手间距都不宜超过6厘米，以免宝宝钻出来引起意外。

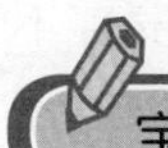

宝宝喜欢吸吮手指并且总是改不掉，这会影响其发育吗?

宝宝早期口唇接触到任何物体都会引起吸吮反射，吸吮手指的比例则高达90%，为正常生理现象。在寂寞无聊、身体不适时，吸吮手指可以聊以自慰、减轻焦虑、转移对不舒服的注意力，因而婴儿乐于吸吮手指。在婴儿期，这种偶然出现或持续时间不长的吸吮手指现象，不应视为病态。这些行为随着年龄增长会逐渐减少，并不知不觉地消失，到两三岁后大大减少，4岁时吸吮手指的发生率约为4%。

4岁以下的儿童无须治疗，如果超过4岁仍然有吸吮手指或因吸吮手指引起其他问题，则需要根据病因进行综合治疗。吸吮手指短时间内不会造成大的影响，长期下去可造成以下几方面的问题：①造成手指感染或消化道疾病。②导致下颌发育不良、牙齿闭合不良，妨碍咀嚼功能甚至使面容变丑。③手指变粗大，影响手指的美观和精细运动。④造成妨碍学习的内心紧张、忧愁或烦躁等症状。

父母不要以为宝宝还小，不懂事，就忽略他的心理问题。这些吸吮手指等不合年龄的行为都是他心理不健康的标志。父母给予宝宝更多的爱，避免他成年后更多的伤害。一般认为病态的吸吮手指的原因有：婴儿期行为的延续、疾病影响、饥饿、孤独无伴和缺乏关爱、孩子没有合适的玩具、不良情绪等。

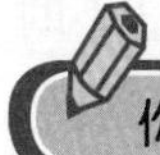

你知道早产儿该如何喂养吗?

首先需要考虑的是用什么乳类来喂养早产的宝宝。事实上，母乳是早产儿最理想的天然营养食品。早产儿生理机能发育不很完善，要尽一切可能用母乳(特别是初乳)喂养。母乳内蛋白质含乳白蛋白较多，它的氨基酸易于促进宝宝生长，且初乳含有多种抗体，这些对早产儿尤为可贵。用母乳喂养的早产儿，发生消化不良性腹泻和其他感染的机会较少，宝宝体重会逐渐增加。

在万不得已的情况下才考虑用代乳品喂养早产儿。首选为优质母乳化奶粉，它成分接近母乳，营养更易吸收，能使宝宝体重增长较快；也可考虑用鲜牛奶喂养，但采用时应谨慎从事，以减低牛奶脂肪含量，增加糖量，使之成为低脂、高糖、高蛋白的乳品。在用代乳品喂养的过程中，要密切注意宝宝有无呕吐。腹泻、便秘以及腹胀等消化不良的症状。

早产宝宝的喂养量及喂养次数。早产儿的吸吮能力和胃容量均有限，摄入量的足够与否，不像足月新生儿表现那么明显，因此必须根据宝宝的体重情况给予适当的喂养量。母乳喂养的早产宝宝应该经常称一称体重，观察早产儿体重的增加情况，是判断喂养是否合理充足的重要指标。一般足月新生儿在最初几日内由于喂哺不足或大小便排泄的原因，体重略有减轻，这是正常现象。但早产儿此时体重的维持至关重要，要重视出生后的早期喂养，设法防止宝宝体重的减轻。

由于早产儿口舌肌肉力量弱，消化能力差，胃容量小，而每日所需能量又比较多，因此可采用少量多餐的喂养方法。如果采用人工喂养，一般体重1 500~2 000克的早产儿一天喂哺12次，每2小时喂一次；2 000~2 500克体重的宝宝一天喂8次，每3小时喂一次。每日的喂奶量不同宝宝差别较大，新生儿期每日可喂奶10~60毫升不等。如宝宝生长情况良好，则夜间可适当延长间隔时间，这样可以在保证摄入量的基础上逐步养成夜间不喂的习惯。

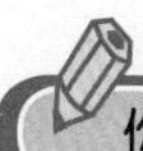

你知道给宝宝用尿不湿会对臀部皮肤有刺激吗？

（1）尿不湿使用不当易出现“红屁股”：宝宝的屁股长期处于这种潮湿的环境中，并受到尿液刺激，当然容易出现“红屁股”。加上宝宝的皮肤很娇嫩，长期与尿不湿摩擦，尿不湿不够柔软的表面很容易擦破宝宝的皮肤，这时，一点点刺激就能让屁股发生过敏。

（2）约30%用尿不湿的宝宝会出湿疹：每次大小便后，家长都要用温水为宝宝洗屁股，清洗后，一定要等宝宝的屁股完全干燥后再用新的尿不湿。尤其是平时爱出湿疹的宝宝，也容易对尿不湿敏感，父母更应格外留意。如果宝宝“红屁股”的情况比较严重，可在医生的指导下用一些湿疹膏。

（3）选择尿不湿有讲究：尿不湿最好在晚上使用，白天应使用棉质尿布。尿不湿一旦开封，最好在2~3个月内用完，如果使用频率不高，建议选择小包装的尿不湿。妈妈在挑选尿不湿时，在大小方面应遵循“宁大勿小、宁松勿紧”的原则，一般以穿上后腰部能竖着放进两根指头，腹股沟处能平着放进一根食指为宜。

你知道安抚奶嘴适用于多大的宝宝？又该何时停用呢？

（1）在新生儿学会吸吮母乳前，不要让宝宝使用安抚奶嘴。等到宝宝出生后至少3周，再给他使用安抚奶嘴，因为吸乳头和吸奶嘴是不同的肌肉工作，太早引入安抚奶嘴，会干扰宝宝吸妈妈的乳头，影响母乳喂养的成功实施。

（2）不要一听到宝宝哭，马上将安抚奶嘴塞进他嘴里求安静。要观察和分析宝宝为什么哭，再决定是否需要安抚奶嘴的帮助。

（3）安抚奶嘴在帮助宝宝顺利入睡后轻轻将奶嘴取走，避免它自动掉出来，导致宝宝醒来找而哭闹。

（4）注意安抚奶嘴的卫生，以免将细菌带入宝宝嘴里。每天清洁并消毒安抚奶嘴，当它掉在地上或碰到脏物时，立即清洗干净，更不能让其他宝宝来共用这个奶嘴。

（5）无须经常更换不同类型的安抚奶嘴。一般1~2个月更换一次。如果安抚奶嘴出现老化、有裂纹，变形破损等情况，则要及时更换。

（6）避免为了方便将安抚奶嘴挂在宝宝脖子上，这将影响宝宝活动，甚至会绕住宝宝的脖子或胳膊，发生意外。

（7）使用安抚奶嘴的时间不要太长，最好能在宝宝10~12个月前停止使用。

你知道宝宝的前囟、后囟什么时候闭合吗？在没闭合之前该怎样保护呢？

婴儿的头顶上方有一小片摸上去较软的地方，有时还可见到它在上下跳动，这就是小婴儿的前囟门。它是两侧额骨与两侧顶骨之间的菱形间隙。

新生儿出生时他的前囟大小为1.5~2厘米，头几个月头围增长快，前囟也随着变大，约至6个月时最大达到2.5~3厘米，以后

随着颅骨逐渐骨化，前囟逐渐变小，有的小儿1岁时前囟已闭合，最迟在1岁半时也应闭合。

在前囟后方两侧顶骨与枕骨之间形成一三角形间隙为后囟，出生时多已闭合或很小，仅能容一指尖的大小，但早产婴儿例外。各颅骨间的骨缝出生时如为顺产经过产道娩出的新生儿可有重叠，出生后随着头围增大颅骨缝可稍分开，至生后3~4个月时闭合。

保护囟门的几项措施：不要给宝宝使用材质太硬的枕头，如绿豆枕、砂枕，否则很容易引起宝宝头部及囟门变形。此外，想要宝宝的头型完美，就要经常为他翻翻身，改变一下睡姿。宝宝喜欢光线，如果他习惯侧向某一边睡，可以在另一侧用光吸引他。

你知道1~12个月的宝宝家庭护理重点是什么吗？

（1）烫伤：发现婴儿烫伤后要立即用冷水冲洗烫伤部位或将烫伤部位浸入冷水中，轻者涂抹牙膏、肥皂水等，以防感染。

如果婴儿是穿着衣服鞋袜被烫伤，一定不要直接将衣物脱掉，更切忌用手揉搓烫伤处，而要用剪刀轻轻剪开婴儿的烫伤部位的衣物，视婴儿烫伤的具体情况用纱布包扎处理后及时送往医院治疗。

（2）食物中毒：轻微中毒要及时给婴儿喝些清水，然后催吐。让婴儿张开嘴，可用手指刺激婴儿咽喉部位或用小勺深入到婴儿嘴中并轻微用力压迫其舌根处，引起婴儿发生反射性呕吐，以减少毒素对身体的刺激。

严重中毒的在采取催吐的同时要及时送往医院抢救治疗，并将婴儿食用过的食物及呕吐物装在容器中留样保存，以便为医院化验及解毒提供依据。

（3）擦伤：轻微的擦伤可用消毒棉球蘸低温的肥皂水或生理盐水擦洗伤口周围并清理异物，然后涂抹红药水。对较为严重的伤口在经过消毒处理后可用纱布包扎，特别严重者要及时送医院治疗。

（4）跌磕伤：跌磕伤时，不要用手揉患处，可用干净的毛巾浸透冷水或用毛巾包裹冰块敷在受伤的部位，经冷敷后再用湿热的毛巾敷于患处并轻轻按摩，以帮助消肿。

（5）压伤：让受伤的婴儿原地静坐或平躺，同时仔细检查被压伤部位的外表状况。若是四肢压伤，可用冷水浸湿或用裹了冰块的毛巾敷于受伤部位。若是胸腹部被挤伤，应将婴儿身体放平，然后迅速拨打急救电话。

（6）割伤：若创伤较小的伤口内又无异物时，用创可贴即可；若是金属、玻璃等异物，则需将异物清理干净后对伤口做消毒处理。

割伤严重流血过多要及时对伤口进行包扎，可在伤口靠近心脏的方向用绳带等物系紧，并立即将患儿送往医院治疗。

若婴儿的手指被利器割断，要保护好断指，将断指放入容器中连同婴儿一起及时送往医院治疗。

（7）刺伤：用消毒水清洗伤口，然后用镊子顺着刺物刺入的方向将刺夹住拔出。若刺物太短或已全部刺入婴儿的肌肉中，可采取挤压挑拨法将刺清除，最后用酒精或碘酒对伤口进行消毒处理。

（8）触电：发现婴儿触电时，要立即切断电源，并拨打急救电话，将婴儿安置成复原卧式，状况严重的要立即进行现场急救，采取人工呼吸或胸外心脏按压法进行辅助抢救。

（9）骨折：发现婴儿骨折，要立即拨打急救电话或及时送往

医院救治。在急救处理前不可用手揉搓骨折处，发现受伤处流血应采取止血措施。为使骨折处得以固定，可在婴儿骨折部位用宽绷带和木板等把骨折处的关节暂时固定住。

若是颈部受伤，要让婴儿仰卧，并用有一定厚度的软质物品垫在颈部两侧，以稳定颈部原有状态。若是肋骨处骨折，婴儿感到呼吸困难或胸部疼痛难忍，要检查其血压以防休克。若遇脊椎骨折时，切不可随意挪动幼儿，要将幼儿平抬放到担架上。

若遇颌骨骨折时要立即清除婴儿口腔中的异物，防止异物堵塞喉咙，也可用纱布等做垫托放在受伤的下颌处并用软质物品托住受伤处，既保证婴儿的下颌固定不动又可以使婴儿易于开口。

（10）异物伤害：当婴儿误将异物放入嘴中不慎被噎住或呛住气管时，大人要立即将婴儿的身体前倾，同时轻轻拍打幼儿的肩胛部位，或用手指深入婴儿口腔刺激催吐。若催吐失败，应及时将婴儿送往医院治疗。若遇婴儿被鱼刺卡住，可用勺子等器具轻压婴儿的舌头，然后用镊子深入喉部将鱼刺慢慢夹出。若无法将鱼刺取出时，要及时送往医院。

睡眠篇

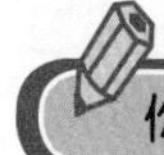

你知道怎样帮助宝宝入睡，并养成良好的睡眠习惯吗?

大多家庭的父母喜欢抱着、摇着哄宝宝睡觉，其实这并不是一种科学的方式，不利于宝宝的生长发育。睡眠是宝宝的生理需要，当宝宝的体能消耗到一定程度时很自然就会入睡，所以刚开始时不要强制规定其睡觉的时间，要逐步建立规律睡眠的模式。宝宝有睡意时将他（她）放在宝宝睡的小床上，调暗光线，不要逗、不要拍，可放一些轻松、舒缓固定的音乐，帮助宝宝做好入睡前的准备。让宝宝养成不抱、不哄、不逗或不要奶嘴等，可以自己入睡的好习惯。

你知道怎样为宝宝选择婴儿床吗?

选择婴儿床时首要注意的是床的安全性能。有的小床看上去很漂亮，但不结实，这样的床千万不能用。因为宝宝的活动量大，无形之中给小床增加了外力，这样，本来就不紧的螺丝、钉子等就会松掉，会有危险，其实宝宝因无意识地弄松螺丝而掉下床的事故是经常发生的。婴儿床的四周一般都有栅栏。从安全角度来看，栅栏的间隔应小于9厘米，即孩子的拳头能伸得出为好。要是间隔太大，孩子的头就有可能伸出去。床栏的高度至少要与宝宝齐胸，太低容易发生坠床事故；但如果太高，妈妈抱起或者放下婴儿都十分不便。

你知道怎样给宝宝使用热水袋吗?

热水袋是家中给宝宝取暖的简便易行的方法，但应注意防止烫伤的发生。每次使用前检查热水袋外观是否良好，橡胶有无老化，塞子上有无橡皮圈。宝宝对热的敏感性较差，所以冲热水袋的热水温度要低于成人，一般为50℃，注入的水量为热水袋容量的

1/2 ~ 2/3。注完水后排尽袋内空气后一定要拧紧盖子，然后仔细检查有无漏水。热水袋不能与宝宝的皮肤直接接触，可给热水袋做个套子，并在外面包裹好毛巾，使用时将热水袋开口朝外，以便及时发现意外。最好先用热水袋将被窝捂热，然后撤走，再让宝宝睡在已捂热的被窝中，这样对宝宝来说既舒适又安全。

宝宝可以和父母同睡吗?

很多家长为了方便照看宝宝，会将宝宝放在自己床上，与自己同睡，殊不知这会给宝宝带来相当大的风险，甚至发生猝死，类似事件已有相当数量的报道，致死的原因多为窒息。有效的对策是可将婴儿床放在父母的房间内，这样既方便家长们观察和照顾宝宝，同时又从小就锻炼其独立意识。要注意宝宝睡觉的姿式，选择轻便的被褥，勿盖住口鼻。

宝宝睡觉时需要开着灯吗?

随着宝宝逐渐长大，应逐步养成其良好的作息时间，建立良好的睡眠习惯。睡觉时妈妈可以关闭室内所有的灯光、拉好窗帘，让宝宝安心入睡，这样也可帮助宝宝分辨白天与黑夜。亮着灯特别是瓦数比较高的灯，不仅是一种刺激而且是一种白色污染，不利于宝宝的健康，会扰乱他（她）的生物钟，对其睡眠、视力、神经系统等产生影响。如果一定要开的话可以准备一个光线柔和的小夜灯，但需注意光线不要直接照射到宝宝。

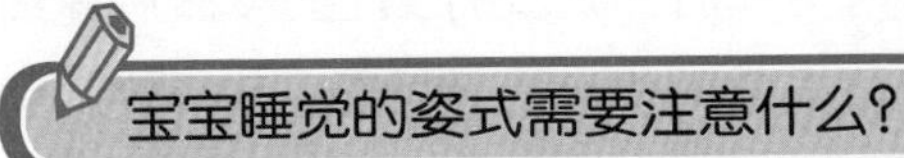

宝宝睡觉的姿式需要注意什么?

睡觉的姿式包括仰卧、侧卧和俯卧。俯卧位对于年龄越小的宝宝的来说较有安全感，几乎是模拟在妈妈子宫内的环境；并可以减少胃内容物的反流；同时可锻炼颈、胸、背部和四肢的肌肉，为翻身和爬行做好准备。但对于3~4个月大的宝宝，其颈部无法支撑头部的重量，加之不能转头翻身，容易引发堵塞口鼻发生窒息的意外事故。侧卧位特别是右侧卧位可以减少呕吐和溢奶的发生。仰卧位可以时宝宝全身的肌肉放松，不易对心肺、胃肠等器官造成压迫，但需警惕宝宝因呛奶而引起窒息。所以，即使宝宝们睡着了，家长也要注意观察，防止意外发生。

你知道宝宝的正常睡眠时间是多久吗?

不同月龄的宝宝每天的睡眠时间是不一样的，一般来说3个月以下的宝宝每天至少要睡够18个小时，4~6个月的宝宝每天至少也得睡15、16个小时，6个月以上的宝宝到1岁可能也得睡14、15个小时。如果每天加起来都不足10个小时，肯定睡眠时间偏少了。

你知道怎样为宝宝选择婴儿床吗?

选择婴儿床时首要注意的是床的安全性能。有的小床看上去很漂亮，但不结实，这样的床千万不能用。因为宝宝的活动量

大，无形之中给小床增加了外力，这样，本来就不紧的螺丝、钉子等就会松掉，宝宝会出现危险。同时，大人以为小小的婴儿不会乱摸螺丝，殊不知宝宝因无意识地弄松螺丝而掉下床的事故是经常发生的。因此，床的安全是最重要的。

金属小床虽然结实，但质感冰冷且过于坚硬，不适合用于婴儿。木制的小床最为理想，既结实又温和。现在市场上有许多款式的木制婴儿床。有的下面安装有小轮子，可以自由地推来推去。这种小床，必须注意它是否安有制动装置，有制动装置的小床才安全，同时制动装置要比较牢固，不至于一碰就松。还有的小床可以晃动，有摇篮的作用，这种床也一定要注意它各部位的连接是否紧密可靠。最好不要买只能晃动、不能固定的小床，因为，婴儿的成长速度很快，睡摇篮的时间毕竟短，更需要的还是一张固定的床。

婴儿床的四周一般都有栅栏。从安全角度来看，栅栏的间隔应取9厘米以下，即宝宝的拳头能伸得出为好。要是间隔太大，宝宝的头就有可能伸出去。栅栏的高度一般要高出床垫50厘米为宜。要是太低，等到宝宝能抓住栅栏站立时，随时会有爬过栅栏掉下来的危险。如果太高，妈妈抱起或者放下宝宝都十分不便。

婴儿床的大小可根据房间的大小而定同样要注意是否结实，以免发生事故。还可以用海绵或充气尼龙制品垫在婴儿床的栏杆内壁，以防宝宝脑袋直接碰撞栏杆而受伤。

你知道宝宝为何常常在夜间无故吵闹吗？

（1）生理因素：由于宝宝神经系统发育尚不完善，神经的兴奋与抑制功能不够协调，稍有外来的刺激就可能引起神经系统的兴奋，导致宝宝惊醒。这是一种正常的生理现象，随着宝宝渐渐长大，这种生理现象会自然消失。

（2）进食过饱：有的妈妈会给宝宝睡前喝奶、吃点心的习惯，致使宝宝腹胀，影响睡眠质量。尤其是吃母奶的宝宝，习惯边喝边睡，结果导致宝宝睡时食奶过量，腹胀易醒，醒后妈妈却又立即用奶去安抚，结果形成恶性循环。

（3）疾病因素：肠寄生虫病是宝宝睡觉不稳的最常见的原因。如患寄生虫病会引起宝宝消化不良与营养不良，出现贫血、易惊等症状，早期佝偻病的宝宝也常睡觉易醒，若怀疑因非生理现象应及时就医排除锌等微量元素缺乏。

（4）兴奋过度：宝宝白天或睡前游戏玩耍过度，或听了、看了惊险故事、电视，常可造成入睡困难。

你知道宝宝夜间盗汗该怎么办吗?

宝宝出现盗汗，首先要及时查明原因，并给予适当的处理。对于生理性盗汗一般不主张药物治疗，而是采取相应的措施，去除生活中的导致高热的因素。比如，宝宝睡前活动量过大或饱餐高热量的食物导致夜间出汗，就应该对宝宝睡前的活动量和进食量给予控制。有的宝宝夜间大汗，是由于室温过高或是盖的被子过厚所致。冬季卧室温度以24~28℃为宜；被子的厚薄应随气温的变化而增减。一般说来，若家长注意到上述几种容易引起产热增多的诱因，并给予克服，出现盗汗的机会自然减少。即使宝宝偶尔有一两次大盗汗，也不必过分担心，盗汗所丢失的主要是水

分和盐分，通过每日的合理饮食是完全可以补充的。

在宝宝盗汗以后，要及时用干毛巾擦干皮肤，及时换衣服，要动作轻快，避免宝宝受凉感冒。注意及时补充水分和盐分。被褥也要经常晾晒，日光的作用不仅在于加热干燥，还有消毒杀菌的作用。此外，对易盗汗的宝宝，应进行有计划的体质锻炼以增强体质，提高适应能力。体质增强了，盗汗随之而止。

你知道宝宝枕秃是怎么回事吗?

经常会发现3个多月大的宝宝枕后的头发有一圈较为稀疏，称作枕秃。引起枕秃的原因是多方面，可能是妈妈孕期营养摄入不够，也可能是枕头太硬，甚至是缺钙或者佝偻病的前兆，不过大部分的枕秃往往是因为生理性的多汗、头部与枕头经常摩擦而形成的。

（1）加强护理：给宝宝选择透气、高度适中、柔软适中的枕头，随时关注宝宝的枕部，发现有潮气，要及时更换枕头，以保证宝宝头部的干爽。

（2）调整温度：注意保持适当的室温，温度太高引起出汗，会让宝宝感到很不舒服，同时很容易引起感冒等其他疾病的发生。

（3）晒太阳：这是最天然的一种补钙方法，每天带宝宝到户外晒晒太阳，紫外线的照射可以使人体自身合成维生素D。

（4）补充维生素D和钙剂：如遇到不合适外出的季节，可根据医嘱补充维生素D制剂和钙剂，以满足身体生长的需要。

（5）食补：对于已经开始接触辅食的宝宝来说，通过各种食物来补钙，不仅有益于身体健康，同时也让宝宝有机会尝试更多的食物。

若枕秃的情况长时间未改善，且伴有宝宝营养摄入不足或生长发育迟缓等异常表现，则应就医检查血钙值，警惕佝偻病发生的危险。

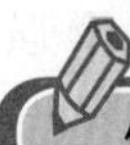

你知道为何宝宝在睡眠中容易被惊醒吗？

宝宝易在睡眠中惊醒及易在睡眠中被惊吓，都是由于其神经系统发育还不完善，随着宝宝的生长发育，3个月后这种情况会慢慢减少和改善，但是如果宝宝到了4~5个月还明显就应该引起足够重视；另外，宝宝如果缺钙也会导致易惊，这种情形下就必须根据微量元素测定，科学合理地补钙及维生素D等。

对于易在睡觉中惊醒的宝宝，可以在宝宝入睡前放一点舒缓的音乐，宝宝睡熟后注意不要让他的小手压到胸口，宝宝惊觉时，轻轻握住他的小手，或者拍拍他的后背，给他安慰，他会很快入睡的。另外有研究表明，母亲对宝宝的抚触不仅会增加宝宝神经发育的速度，也将大大增加宝宝的安全感及舒适度，这些都将有效缓解宝宝在睡眠中惊吓的次数。

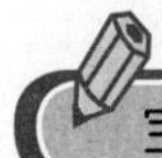

宝宝趴着睡觉对生长发育有影响吗？

总的来说，宝宝喜欢趴着睡并不是一件坏事，相反可能对宝宝的生长发育有一定帮助。宝宝喜欢趴着睡的原因大致是由于：胎儿在母亲的子宫内就是腹部朝内，背部朝外的蜷曲姿势，这种姿势是最自然的自我保护姿势，所以宝宝趴睡时更有安全感，容

易睡得熟，不易惊醒，有利于宝宝神经系统的发育。

宝宝趴着睡是有一定益处的：

（1）提高睡眠质量：趴着睡的婴儿睡眠时间较长，睡眠质量较高的时间增加，觉醒次数和时间减少。可见，趴着睡有助于健康婴儿的睡眠。这可能与趴着睡时机体接受的外界刺激，如声音、光线等的减少有关。

（2）提高呼吸功效：从人体生理解剖角度说，婴儿的胸廓、肺的后侧部较长，俯卧时肺受挤压程度最轻，呼吸时最符合自然规律。有资料表明，婴儿趴着睡时，呼吸效率较高，血红蛋白含氧量与仰卧睡时相比，增加了5%~10%。

（3）预防呕吐：婴儿胃的容量很小，弯曲度不够，加上贲门部收缩力弱，所以婴儿吐乳是极为常见的现象。贲门靠近胃部中间，人体趴着时贲门部被抬高，可以预防吐奶。这时即使发生吐奶，由于脸朝下，也不至于因呕吐物吸入气管而造成窒息。

（4）强健体魄：宝宝趴着睡时，胸廓受压，床的反作用力可促进心肺的发育。婴儿2个月时就已能抬头，随着孩子四肢的发育，他们开始能独立、随意地进行肢体运动。趴着睡更有利于肢体锻炼。从开始的抬头到两腕支撑抬头，可以增强腕、臂和项背等肌肉的力量。同时孩子从小通过自己的努力做各种力所能及的事情，有利于培养独立、自强的精神。

总之，宝宝趴着睡，对其身心健康都是有益的，但必须注意孩子的被子和枕头应尽量柔软，而床和褥子则应稍硬。且最好有父母守护在身旁，以防头部埋入枕头、被子，发生意外。

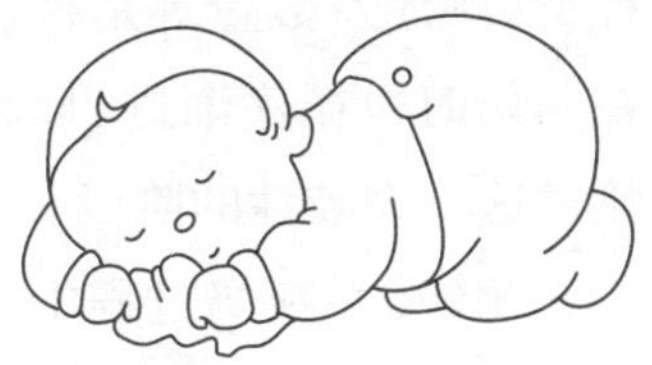

饮 食 篇

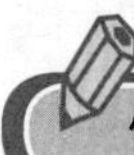

你知道何时该给宝宝断奶吗?

随着宝宝的成长，妈妈母乳的质量也在逐渐下降，何时断乳成为妈妈们需要重视的问题。妈妈们可以制定一个循序渐进的断乳计划，在宝宝们一边辅食喂养适应的过程中进行断乳的准备。

一般在宝宝6~12个月之间，随着越来越多的辅食的添加，宝宝需要经历断奶的过程，宝宝们的断奶时间因家庭喂养不同而存在差异，但一般不超过18个月。

对宝宝而言，断奶是其发展的重要的一个阶段，在断奶的过程中，宝宝可能会出现不适应、烦躁哭闹等表现。此时，妈妈们首先应给予宝宝足够的感情支持，宝宝会因妈妈们持续的爱和无微不至的关怀而感受安全感，使宝宝们知道放弃母乳并不意味着和妈妈的身体接触的结束，而是培养自我意识自我独立的开始，与此同时，爸爸的作用也不容忽视，在此期间爸爸应分散宝宝对妈妈的依赖，如由爸爸哄宝宝入睡减少夜间睡前母乳的机会等，在宝宝对爸爸信任的培养下，也会渐渐对断奶表现得顺从。

其次，在宝宝断奶哭闹烦躁过程中，妈妈应注重辅食添加的种类、顺序及数量等是否正确，正确的辅食添加，合理喂养，并且在断奶时也循序渐进、以辅食作为自然过渡，从而帮助宝宝顺利渡过这一突破性的阶段。

此外，在断奶过程中，如遇夏季炎热或宝宝患病时应适当延迟断乳的时间。

你知道该如何缓解因添加辅食引起的消化不良吗?

首先妈妈们应先确定宝宝的消化不良是在排除了季节、天气、母乳等原因下由添加辅食后引起的,其次消化不良指的是恶心、呕吐、食欲缺乏、腹泻等异常状况的发生。婴儿宝宝易发生的消化不良常常有腹泻、呕吐等。

由于宝宝之间的个体差异,消化系统发育未成熟,常常易导致消化不良发生。若是在添加了辅食后才导致消化不良,则应该延缓并暂停辅食的添加,并且保证其他食物的清洁卫生、温热,直到胃肠道症状消失后继续添加辅食。

消化不良是一种常会出现的症状,特别是对于那些饮食不规律的宝宝来说就更是如此了,那么宝宝消化不良吃什么食物好呢?以下就为大家具体介绍一下:

(1)消化不良用中医学理论可食用山楂、陈皮,促进消化。用西医学理论,可吃健胃消食片。自古有冬吃萝卜夏吃姜的说法。

(2)给宝宝冲几包午时茶喝喝,多吃蔬菜、水果,如山楂苹果等。

(3)消化不良可适当选择一些新鲜蔬菜,如茄子、冬瓜,也可以适当选择一些新鲜水果如苹果、香蕉等,同时可在饭前吃宝贝乐儿童益生菌颗粒,帮助消化排尽残渣,杀灭病原菌并能产生乳酸、醋酸,降低肠内pH,有利于钙、铁、锌、维生素的高效吸收。

(4)消化不良吃些酸的东西,像山楂之类的。

(5)消化不良最好吃柚子皮炖水!很有效,腹胀、消化不良都可以。

（6）消化不良最好少吃水果，多喝点粥，吃些陈皮、山楂或者健胃消食片。

（7）消化不良最好吃点小儿健脾丸试试看，少食多顿数。

（8）山楂、苹果、梨、香蕉，但切记香蕉不可空腹吃，它里面含镁，对身体不好。最好在饭后半个小时再吃，在肚子里食物较多的时候进食，容易通便。如果要是肉吃多了，那就吃点木瓜或者菠萝。多喝酸奶能有效增加肠胃益生菌，但切记不能空腹喝。

对于2~12个月的婴儿，它一天进食量（喝奶粉）是多少？

2~3个月：每天6次，每次喂奶120~150毫升，间歇延至3.5~4小时，后半夜可睡5~6小时。

4~5个月：每天喂奶5~6次，每次150~200毫升，后半夜可持续睡5~6小时，不需要喂奶。

5~6个月：每日喂奶4~5次，每次可喂200~240毫升，入睡后最多喂一次奶；6个月以后添加辅食。每日奶量保持600~800毫升，每天喂奶3~4次。

宝宝每次的奶量因个体差异很大，也有所不同，奶量不宜过多或者过少，只要宝宝体重增长正常就可以。但是宝宝一般在3~4个月之前，因为觅食反射还没有完全消失，所以当刺激宝宝的面颊的时候，宝宝就会出现觅食的动作，小嘴呈鱼唇状态，但是这并不是表示宝宝没有吃饱，只要距离喂奶时间还比较长，就不要给宝宝喂奶，以防宝宝摄入过多，引起肥胖。喂奶时使奶嘴处充满奶液，以免宝宝吸入很多空气而引起腹胀、溢奶。

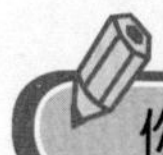

你知道怎样给宝宝选择围单吗?

家长们在给宝宝喂奶或喂食的时候往往会给宝宝系个围单，围单既方便又好用，但殊不知这小小围单如果使用不当的话也会带来安全隐患，家长们要引起重视哦。

围单最好选择棉质的，尽量避免使用塑料材质的，且在喂奶和喂食时必须在旁监护，喂养完毕后及时撤走围单，以免围单被风吹起或宝宝自己活动玩耍时将围单被掀起而遮住口鼻，引起窒息导致死亡。家长千万不能为了图省事任由宝宝围着围单玩耍嬉戏，以防止意外发生。

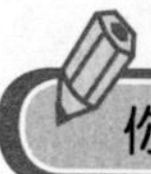

你知道怎样选择适合宝宝的餐具吗?

对于奶嘴、奶瓶的选择，十字形比圆形奶嘴孔易吸允，可根据宝宝的吸吮能力进行选择。奶瓶材质有塑料（PC，PES）和玻璃两种：玻璃的耐用寿命长，但拿起来比较重；塑料材质只要其符合检验标准，使用起来比较方便。每次喂奶后，都必须对奶瓶和奶嘴进行清洁消毒，以防止细菌生长。常用的消毒方法有煮沸法或使用合适的奶具消毒锅，但需注意的是对消毒奶嘴和奶瓶用的容器也需要进行定期的清洁，并保持干燥。当宝宝可以添加辅食时就应该准备好他（她）的专属餐具，不要与成人的餐具混用。选择的原则是没有棱角、既可以加热又可以冷藏，不易敲碎等。

清 洁 篇

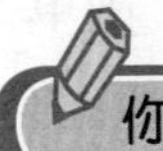

你知道如何给宝宝选择浴盆吗？

浴盆的选择需注意一下几点：选择适合宝宝身材的浴盆，过大的浴盆既不经济，对月龄小的宝宝还易产生危险，易使宝宝滑入水中。浴盆的材质应够厚实、牢固、无异味。浴盆的底部可垫个软垫，以增加宝宝的舒适性，并起到防滑的作用。每次洗澡前，应先将浴盆清洗干净后再使用。放好洗澡水的高度应控制澡盆高度的1/2~2/3之间，否者宝宝容易呛到水。

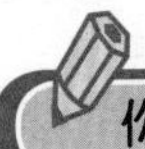

你知道如何给宝宝做好洗澡前的准备吗？

环境准备：给宝宝洗澡的房间温度一般为26~28℃，注意出风口不要对着宝宝。

宝宝准备：宝宝洗澡的时间一般在喂奶前，如果刚喂好奶，应间隔1小时以上，如有不适，暂时不要洗澡。

宝宝衣物：寒冷季节穿衣服较多时，可事先将衣服由里到外一件件套好，注意拉平整，这样可以缩短穿衣服的时间，避免着凉。

家长准备：家长需剪短自己的指甲，并取下手上的一切饰品，避免伤害宝宝。

你知道如何给宝宝放洗澡水吗?

给宝宝洗澡要温度适中，水太烫容易烫伤宝宝娇嫩的皮肤，水太凉宝宝容易感冒。医学上推荐水温在38~42℃左右比较合适；热水的温度建议夏天38℃，冬天40~42℃；室内温度20~23℃最适合，特别是冬天寒冷的时候请注意；给婴儿洗澡时千万记得要先放冷水，再加热水；防止孩子被烫伤。一旦发生烫伤等情况，应先用冷水冲伤处，再用干净的布包裹伤处以防感染，然后火速送医院治疗。

你知道如何正确地给宝宝洗澡吗?

如何给宝宝洗澡？要想让宝宝暖暖地洗澡而不着凉，做好充分的准备是关键。

第一步：把要换的衣服和纸尿裤叠起来放在床上，焐热。关掉浴室的门窗，用浴霸或取暖器加热，或用莲蓬头开一段时间热水。先放冷水，然后再放热水，水温调至37~40℃。

第二步：给宝宝在房间里脱衣服，脱完立刻用大浴巾裹起来，抱到浴室，马上就可以开始洗澡了。

第三步：洗澡时间最好不要超过10~15分钟，否则容易受凉或者缺氧。温度控制在37~40℃。

第四步：洗完澡后用干的大毛巾包裹宝宝并把全身水分吸干，抱进房间后用干纱布巾把宝宝腋窝、颈下等皮肤皱褶处擦干，擦润肤油，穿衣服。穿衣时，裸露着的身体依然要用大毛巾包裹着。

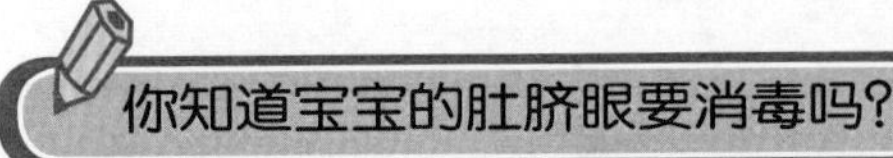

你知道宝宝的肚脐眼要消毒吗？

肚脐眼消毒是必需的，用手稍稍提起脐带残端，用医用棉签蘸酒精在脐带周围轻轻地把渗液蘸掉，另外酒精也有加速脐带头干燥的作用。差不多出生后第13、14天左右脐带就会正常脱落，脱落后一定要把里面的渗液蘸干净，正常的话量不多，有点黏稠，不擦干净的话容易黏住衣服（如果里面红肿的话，那就一定要去医院，估计是已经感染了）。然后用医用消毒纱布护住肚脐，每天至少要擦3次，防止肚脐感染。

你知道疫苗接种后宝宝是否可以洗澡吗？

疫苗接种后当天是发生接种反应的高峰，而且有些疫苗接种后确实会造成身体的不适，导致小儿出现烦躁、食欲不好等表现，有时还会出现低热甚至高热。

有时洗澡会加重宝宝的不适，室内温度低还会造成宝宝着凉，而诱发感冒症状，所以一般不建议接种后当天给宝宝洗澡，尤其是在宝宝烦躁、食欲不好或室温较低情况下，更不要给宝宝洗澡。一般如果当天没发生异常反应，第二天宝宝精神又很好，就可以洗澡了。

夏季气候炎热，宝宝出汗又多，洗澡也是可以的。

你知道如何给宝宝选择沐浴露吗？

（1）沐浴露的味道要自然：宝宝一般比较喜欢好闻的味道，

妈妈们在挑选沐浴露时要注意味道的选择。选一些孩子喜欢的味道，这样可以让他们更加喜欢洗澡。小宝宝的喜好妈妈们可能要多加尝试几次才能知道。不妨多给宝宝选几款不同味道的沐浴露，每次洗澡时换一种，看看宝宝对哪种味道更喜欢一些，在日后选沐浴露时就可以选择那一款。选择味道时建议大家选一些水果香味的，不仅味道清新，而且对皮肤的刺激会小一些。

（2）沐浴露要专门婴儿设计：因为婴儿的皮肤与大人的不同，所以千万不要用大人的沐浴露给宝宝洗澡，以免刺激宝宝的皮肤。在挑选时一定要看清楚包装上面有没有写着“专门为婴儿设计”这样的字，此类产品一般是专门针对婴儿的皮肤进行测试配制出来的，使用起来更有保障一些。

（3）沐浴露的成分要清楚：挑选沐浴露时要注意沐浴露的成分以及使用内容一定要详细清楚，对于那些成分标示模糊，说明不清楚的产品要慎重选择，以免伤害宝宝的皮肤。了解沐浴露的成分和使用内容有助于知道宝宝适合什么样的沐浴露，对宝宝的皮肤也是有好处的。挑选时要仔细看看上面的字迹是否印的很清楚。

（4）厂家的信誉要好：选沐浴露还要选对厂家。一般来说，选一些老品牌，口碑好的沐浴露比较保险。在购买时，最好可以问一问有经验的朋友，从他们的推荐中找出自己要选择的品牌。还可以自己上网搜一搜，看看哪款沐浴露较好一些，尽量不要选一些杂牌子，要选那些有保障的。

（5）沐浴露的包装要完整：选沐浴露之前要仔细查看一下产品的包装是否完整，有没有破损现象，有没有不清楚的地方，外包装有没有盒子。还要注意看看盒子上的保质期和生产日期，亲自闻闻沐浴露的味道对不对。如果闻起来有种恶心的感觉这样的沐浴露最好不要选择，因为这种一般是变质了。

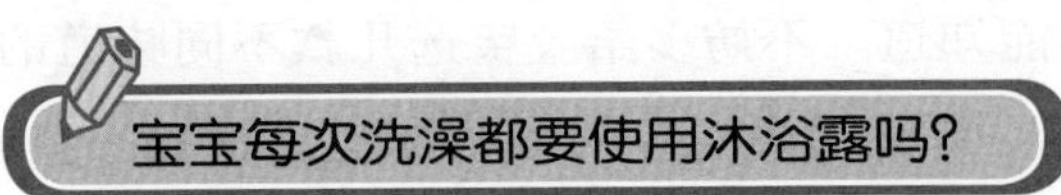

宝宝每次洗澡都要使用沐浴露吗?

婴儿的皮肤非常娇嫩，本身一层油脂对其有保护作用，所以千万不能频繁的给宝宝清洗身体。每天可以给宝宝洗温水澡，但不要每次都使用沐浴露。如果宝宝皮肤比较干，那可以给宝宝涂一些天然润肤露或润肤霜。千万不要每天彻底清洁皮肤后再涂人造油脂。这样会破坏宝宝本身的皮肤天然屏障，得不偿失。

你知道冬天多久给宝宝洗一次澡比较合适吗?

新生儿出生后第二天即可洗澡，有条件的最好每天或隔天洗一次澡。冬天可减少次数，每周1~2次。

婴幼儿易出汗，大小便的次数多，皮肤较脏，应坚持每天给婴幼儿洗澡，冬季每周也要洗2~3次。洗澡的室温以26~28℃为佳，不要低于22℃。室内不要有对流风。洗澡水的温度应维持在38~42℃。可用成人的肘部试水温，以不烫为好。每次洗澡的时间不要超过5~10分钟。应使用柔软洁净的小毛巾为婴儿擦洗，手法要轻柔。洗完后用柔软的毛巾迅速将皮肤上的水分擦干，并在身上涂擦适量的扑粉。颈部、腋下及大腿根部的皱褶处易积汗潮湿，应重点涂擦。

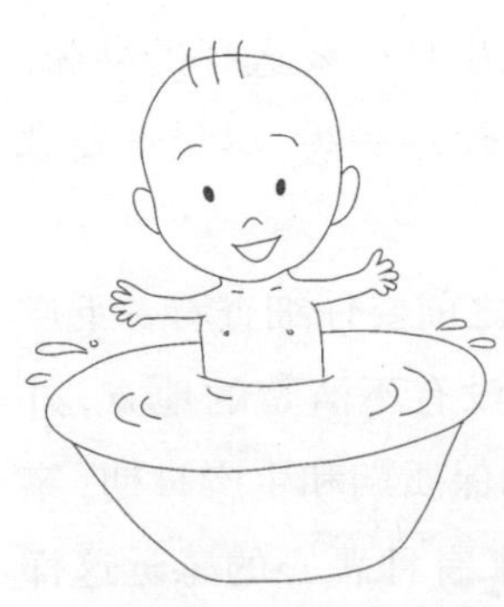

洗完澡应尽快给婴幼儿穿上干净的衣服以防受凉感冒。给婴儿洗澡时可用婴儿浴液或无刺激性的香皂，但不必每次洗澡都用，一般每周用1次即可。

你知道怎样给宝宝用爽身粉

爽身粉可以使皮肤光滑、舒适，但如果使用不当会对宝宝的健康不利，甚至发生意外。要正确把握爽身粉使用的部位、时机和方法。宝宝在洗澡后一定要擦干皮肤后才可以使用爽身粉，否则易堵塞毛囊，引发皮肤疾病；使用时应避免在有风的地方，以防不慎吸入；使用前可以先将爽身粉倒一点在手上或粉扑上，然后轻轻涂抹在宝宝身上，切忌将爽身粉直接撒在宝宝的身上，涂抹时家长一定要注意，以防不慎将爽身粉误入宝宝的口、鼻、眼、耳等发生意外。此外，宝宝患有皮肤疾病时不能使用爽生粉。宝宝有自己专用的爽身粉，不要和成人爽身粉混用。

你知道如何为宝宝选择护肤品吗？

由于婴儿皮肤容易吸收外物，对于等量的洗护用品中的化学物质，宝宝皮肤的吸收量要比成人多，同时，对过敏物质或毒性物的反应也强烈得多。所以，保护好宝宝的皮肤，要选择合适的洗护用品：① 选择婴儿专用护肤品，尽量不要用成人护肤品来替代。② 使用时千万注意每次使用的剂量。③ 选择不含香料、酒精的护肤品。④ 和宝宝经常接触的成人，最好与宝宝使用同样的婴儿护肤品。⑤ 不要随意更换品牌。

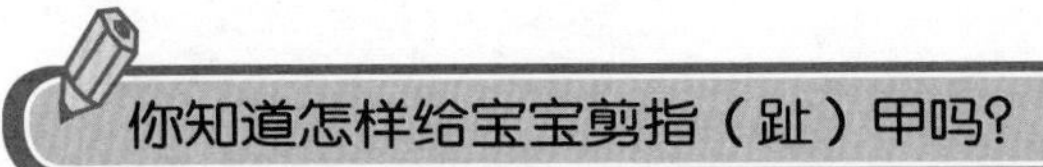

你知道怎样给宝宝剪指（趾）甲吗?

宝宝的指（趾）甲长了容易误伤自己，家长要定期给自己的宝宝修剪指（趾）甲，一般情况下每周1~2次，但仍需根据实际情况而定。指甲刀应选择宝宝专用的、头比较钝平的、呈圆弧形的安全型指甲刀。剪指（趾）甲的时间可以安排在宝宝睡着时，这样可以避免宝宝挣扎、吵闹、抗拒而引起损伤。修剪时家长们一定要耐心、仔细、专注，一手握住宝宝的手，另一手握紧指甲钳，一个一个慢慢修剪，修剪后可用锉刀修一下指（趾）缘。

你知道宝宝的衣物需要注意什么吗?

宝宝的衣着尤其是内衣，宜选择柔软、宽松、舒适、透气性好的棉质材料。款式应简单、大方，充分考虑穿脱时的方便性，花哨、复杂的设计并不适合宝宝，且可能引起一定的危害。宝宝的发育相当快，应及时更换适合宝宝身材的衣物，太大或太小的衣物都会让宝宝感到不舒服，还要注意领口、袖口及裤头的宽松度，尽量避免带小珠子、扣子等小饰物的衣物。可以给宝宝选择手套和袜子，这样既保暖又可避免抓伤，但在穿戴前需先将手套和袜子翻至内面，仔细检查针脚和线头，以免发生手指、脚趾被线缠绕。

常见疾病、常见不适症状及处理方法

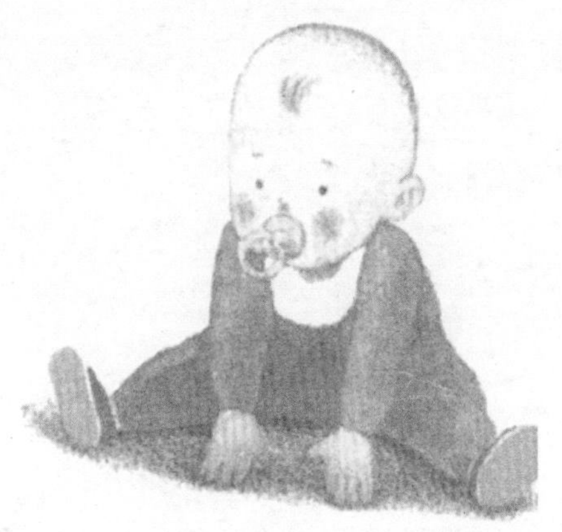

你知道宝宝腹泻该怎么办呢?

婴幼儿腹泻,又名婴幼儿消化不良,是婴幼儿期的一种急性胃肠道功能紊乱,以腹泻、呕吐为主的综合征,夏秋季节发病率最高。婴幼儿腹泻因素可分为三方面:体质、感染及消化功能紊乱。主要表现为大便次数增多、排稀便和水电解质紊乱。一般可以观察宝宝的大便次数,若一天大于3次,并且粪便性质是比较稀的水样便的话可归于腹泻。

当宝宝发生腹泻时,家长们先不要着急,可以在宝宝的食物中寻找原因,如果腹泻的原因是因喂养而造成的话,比较轻的腹泻可以暂时减少奶量,以米汤或者糖盐水代替,若症状没有改善反而有加重倾向则需要来院就诊,长时间的腹泻或者严重腹泻不仅易使宝宝脱水造成水电解质紊乱,也会影响宝宝的生长发育,因此严重腹泻宝宝应及时来院就诊,遵医嘱给予补液支持。

此外,若排除喂养不当造成的腹泻外,也有因季节病毒感染而造成的腹泻,此时需来院就诊,给予药物抗病毒及肠道菌群的调理等对症治疗。

你知道宝宝腹泻时容易发生红臀吗?

宝宝长期的腹泻非常容易发生红臀,通常也叫红屁股,其原因有两点:① 宝宝皮肤相当细嫩并且敏感,易导致皮肤损伤。② 在粪便及尿液中含有细菌和尿素,细菌繁殖后分泌一种分解尿素的酶叫作脲酶,在脲酶作用下尿素被分解产生出一种对皮肤产生刺激的气体氨气，氨气及粪便共同造成的酸性环境在刺激皮肤后易引起婴幼儿红臀的发生。

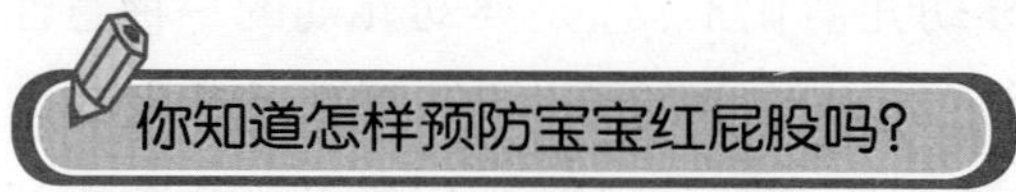

（1）选好用好纸尿裤：选择透气性好的纸尿裤，勤换尿片，最好以棉质为好。

（2）清洗小屁屁：用无刺激性的清水来清洗宝宝小屁股，每次宝宝大便后，都须立即用温水清洗，温水对宝宝屁股的刺激比市面上提供的湿纸巾好得多。

（3）适时适量涂抹护臀膏：给宝宝清洗完小屁股，可以涂抹薄薄一层护臀霜，减少尿液刺激和纸尿裤的摩擦，但不要频繁使用。

（4）让小屁股多透透气：每天让宝宝的小屁股在空气中暴露一段时间，给宝宝晾晾小屁股，甚至给宝宝的屁股晒晒太阳。

你知道宝宝红屁股该怎样护理吗?

（1）首先如发现小儿对一次性纸尿裤过敏应立即停止使用。选用尿布要注意用细软、吸水性强的纯棉布，最好用白色或浅色的旧床单、被里和棉毛衫、裤制做尿布。不要用深颜色的布料，尤其是黑、蓝色的新粗布，这种布不易吸水，而且容易擦破小儿的皮肤。

（2）尿布要勤换洗，每次尿湿后应立即更换。换下的尿布要放入盆里，用肥皂和开水烫洗，并冲洗净肥皂液，在太阳下晒干

后再用。

（3）每次大便后，用温水冲洗臀部及外阴部，并轻轻擦干，涂上些爽身粉和消毒过的植物油，对于腹泻的小儿更要注意。

（4）不要用塑料布包在尿布外面，以利于水分散发，减少对皮肤的刺激。

（5）已经发生臀红时不要用热水和肥皂洗，轻度症状应于换尿布后在患处涂上鞣酸软膏或消过毒的植物油；皮肤大面积潮红、破溃时，可涂氧化锌软膏，如伴有湿疹、继发细菌或真菌感染时，可涂达克宁霜。

你知道宝宝有奶癣该怎么办吗？

1岁以内吃奶的宝宝常常患有“奶癣”，医学上称为婴儿湿疹。引起奶癣的原因很多，主要是婴儿的过敏性体质所致，也有认为与母亲在怀孕期间饮食单调有关。一般说，奶癣是在婴儿出生2~3个月时开始发病，有的在面颊、前额、头颈，严重的可蔓延到躯干、四肢和臀部，有时还可继发细菌感染。瘙痒是婴儿患奶癣时的主要症状。若患奶藓的宝宝用的是母乳喂养，母亲应多吃些蔬菜、水果、豆制品和肉类的食物，少吃鱼、虾、蟹等水产品。如果婴儿是用牛奶喂哺的，可适当延长牛奶的烧煮时间，以利蛋白质变性，减轻致敏作用，也可改喂羊奶、豆奶或奶糕等替代牛奶。不论是采用哪种喂养法，都应注意不要给婴儿喂得过饱，因为消化不良会使奶癣加重。

有奶藓的宝宝在家庭护理上更应重视一些。洗脸洗身都应用温开水清洗，少接触肥皂，以免婴儿皮肤受到肥皂的碱性刺激，必要时可用淡盐水浸泡纱布敷在湿疹处止痒。婴儿的衣服要宽大，经常更换，保持清洁，避免细菌感染。衣服和被褥均应选用全棉布制作，忌用化纤或毛织品，避免接触鸭绒等容易引起过敏的物品。患奶癣较严重的婴儿，应禁止接种多种疫苗，不能注射预防针。一般在1~2岁以后，奶癣会自然减轻消退。

你知道该如何预防宝宝得鹅口疮吗?

鹅口疮是由白色念珠菌感染引起的，多见于新生儿、婴幼儿。鹅口疮多发病在颊舌、软腭及口唇部的黏膜，通常呈现白色的斑块，而且用棉棒或湿纱布不容易擦掉，在严重症状情况下，擦去斑膜后，可见斑膜下不出血的红色创面。

鹅口疮通常有以下几种传染途径，其一是喂养婴儿的奶瓶、奶嘴消毒不彻底，母乳喂养时，妈妈的奶头不洁都可能是感染的来源。其二是婴儿接触到感染念珠菌的食物、衣物和玩具。婴儿通常在半岁左右的时候开始长牙，此时牙床有可能产生轻度痒痛、胀痛的感觉，于是咬自己的手指或玩具，这样很容易把细菌、霉菌带入口腔，引起感染。

（1）应注意其口腔清洁和周边环境卫生，喂乳前妈妈要清洁自己的乳头，婴儿能够接触到的玩具、用品及时进行杀菌消毒。

（2）保证足够营养，注意补给含维生素B、维生素C的食物。

（3）如果宝宝有张口睡眠的不良习惯，应及时纠正，因为张口呼吸易使口腔黏膜干燥而引起损伤，鹅口疮病菌容易乘虚而入。

（4）过烫的食物和硬度高的食物，切记不能给婴儿食用，以免损伤口腔黏膜，招致鹅口疮病毒。

（5）多饮水可保持口腔湿润防止口腔内细菌感染。

（6）给宝宝外用涂药时手要轻、量要少，不然小儿口腔黏膜容易被擦破，鹅口疮病毒也会由此进入皮下组织。

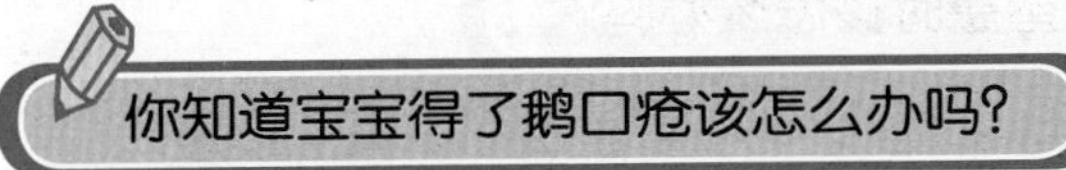

你知道宝宝得了鹅口疮该怎么办吗？

婴幼儿患了鹅口疮，会感到不舒服，以至影响吃奶，有时还会烦躁不安、精神不好，甚至发烧，必须及时治疗。治疗时可每天用2%碳酸氢钠清洁口腔，局部涂抹10~20万u/ml制霉菌素溶液，每日2~3次，此法疗效好，几天后会自愈。此外，还可以给宝宝服用一些复合维生素B及维生素C，并多喝开水，以增加黏膜的抵抗力。

果汁饮料可以送服药物吗？

在宝宝患病时，有些家长用果汁代水给宝宝服药，这是不科学的。在各种果汁饮料中，大都含有维生素C和果酸，而酸性物质容易导致各种药物提前分解或溶化，不利于药物在小肠内吸收，影响药效；有的药物在酸性环境中会增加副反应，对人体产生不利因素，轻者损伤胃黏膜，刺激胃壁，发生胃部不适等症状；重者可造成胃黏膜出血。如常用的抗感染药物麦迪霉素、红霉素等糖衣片，在酸性环境中会加速糖衣的溶解，一则对胃造成刺激；二则使药物在没有进入小肠前就失去了作用，降低了药物的有效浓度，有的甚至与酸性溶液反应生成有害物质。

因此，给宝宝服药不宜用果汁及酸性饮料送服，若要食果汁饮料，也必须在服药后相隔一个半小时以上再饮用。

你知道宝宝发生窒息时该怎么办吗？

如果是在喂奶、喂药、溢乳误吸时，宝宝突然出现呛咳、气急、面色青紫、烦躁不安等情况时，应立即把宝宝倒提起来，轻拍背部，使其呕吐、咳嗽，将气管内异物排出。若是宝宝睡觉时被被子蒙住或襁褓包得太紧发生窒息，甚至呼吸暂停，父母应立即摸脉搏是否有搏动，或贴在宝宝胸部听是否有心搏音，如果未闻及心音或心音很弱很慢，则应立即进行口对口呼吸，还要加上胸外按压。给宝宝做口对口呼吸的方法如下：首先将宝宝放于板床上，一手托起宝宝颈部，让宝宝头呈15° 向后倾斜，嘴巴打开，另一手放在宝宝两侧乳头连线的中间，然后开始心肺复苏。用上下唇将宝宝口鼻全部含住，以每3秒一次的速度吹气，同时以每分钟120~140次的速度按压宝宝胸部，按下的深度为1.5~2.0厘米。如果呼吸心跳恢复，应把宝宝转向侧卧位的恢复姿势，保持呼吸道通畅，防止异物进入气管，然后尽快将宝宝送到医院进行处理。

你知道哪些窒息因素容易被忽略吗？

（1）沙发：当宝宝翻身时，脸贴在柔软的沙发面上，鼻孔容易被堵塞。

（2）松软的枕头和靠垫：将宝宝放在大人使用的枕头或靠垫上，松软的填充物会使宝宝头部深陷其中，当宝宝翻转身体时，松软的填充物还会将宝宝的口鼻遮挡，从而造成窒息的危险。

（3）厚厚的被子：在冬天，有些家长生怕宝宝着凉，用厚厚的被子将宝宝捂得严严实实，甚至把脸也一起盖上，过沉、过厚的被子使宝宝动弹不得，呼吸不畅，最容易发生窒息。

（4）宝宝溢奶：宝宝吃奶后，很容易出现溢奶的现象，如果平躺时溢出的奶呛到肺里，就容易造成窒息。

（5）夜间哺乳：有些妈妈太过劳累，半夜给宝宝哺乳时睡着，造成乳房压迫宝宝口鼻而导致发生窒息。

（6）安抚奶嘴：为了减少宝宝的哭闹以及对妈妈乳房的依赖，越来越多的家长为宝宝选用安抚奶嘴，殊不知，安抚奶嘴使用不当或是长期不更换，也会造成宝宝窒息的发生。

你知道宝宝为什么爱哭吗?

（1）外在因素：① 饥饿；② 缺钙；③ 太热；④ 腹胀；⑤ 尿湿；⑥ 白天太兴奋或环境的变化；⑦ 出牙或身体不适；⑧ 宝宝出牙期间往往会有睡不安稳的现象。

（2）内在因素：① 宝宝的内在因素对睡眠也有影响：大脑神经发育尚未成熟。宝宝生理上尚未建立固定的作息时间表；② 排除掉渴饿冷热缺钙腹胀出牙兴奋等外在因素之后，睡不好觉的宝宝，也许只是因为大脑皮层活跃，无法自我调整进入深睡状态。

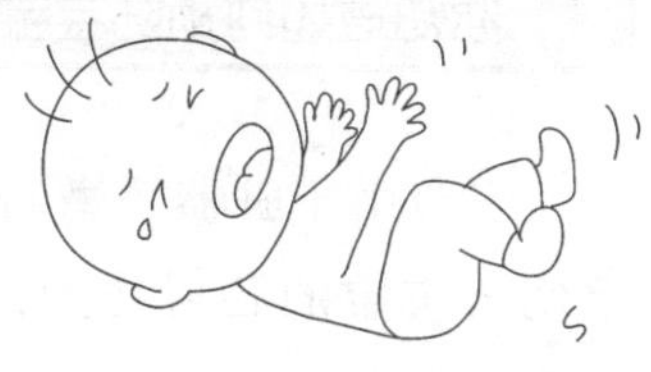

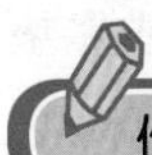

你知道给宝宝穿得太多反而易生病吗？

其实给宝宝穿着过多的衣服不但会影响孩子体质的锻炼，而且穿得太多反而会让孩子更容易患上感冒等疾病。因为宝宝的体温一般都比老年人和成年人高，而且阳火旺盛，活动量特别大。穿得太多容易使宝宝一动就出大量的汗，若不能及时给宝宝擦干汗水、换上干爽的衣服，很容易让宝宝着凉生病。

通常让宝宝穿着和爸爸妈妈一样多的衣服就已经足够了，甚至可以有意让孩子略微少穿一点，培养宝宝的御寒能力。

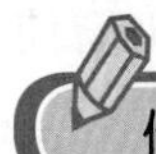

你知道宝宝躺着哭或平着喂易得中耳炎吗？

宝宝平躺着哭时，眼泪和鼻涕很难顺利流出体外，再加上体内内压增大，因此眼泪鼻涕很容易堵到鼻腔和嘴巴里。而且，鼻腔的黏膜与耳咽管、中耳腔的黏膜相连，反复积蓄的液体很可能会流到耳郭里，与分泌物、脏东西聚在一起滋生细菌，导致耳朵发炎。在给宝宝喂奶时，也不宜让宝宝经常平躺着喝奶，否则奶汁很容易跑进鼻咽腔，经咽鼓管进到中耳，引发炎症。

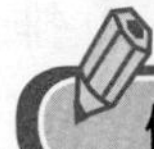

你知道如何预防宝宝上火吗？

宝宝由于脏器娇嫩，器官发育尚未成熟，直接导泻去火会严重伤害宝宝的肠胃功能，造成菌群失调。因此除选择正确的药

物治疗外，还应注意：① 宝宝出生后最好给予母乳喂养，并保证有充足的母乳量，因为乳汁中含有低聚糖和丰富的营养，不会让宝宝上火。② 改善居家环境，开窗通风，温度、湿度适宜。气候干燥时，宝宝特别容易烦躁，要多带宝宝到户外走走，清除宝宝体内的燥火。③ 对于人工喂养的宝宝，最好为其选择接近母乳成分的配方奶粉。宝宝出生3个月后，可喂些果汁；6个月后可煮胡萝卜粥、菜粥给宝宝吃，蔬菜中含有大量的纤维素，可促进宝宝的肠蠕动。④ 从小培养宝宝良好的进食习惯，不挑食，定时排便。⑤ 秋天多给宝宝饮水，多吃一些中性和凉性的水果，如苹果、梨等，少吃热性的水果，如桂圆、芒果等。

你知道宝宝上火容易引起哪些疾病吗?

（1）上呼吸道感染：宝宝上火是引发上感的导火索，这是因为咽喉部干燥，抵抗力下降。若受到鼻病毒等感染，就会发生上感，出现发热、打喷嚏、流鼻涕、鼻塞、咳嗽等症状。

（2）口角炎：俗称“烂嘴角”，多因维生素B_2和锌缺乏引起，如果伴有细菌或真菌感染时更易出现嘴角干裂、糜烂、疼痛。

（3）鹅口疮：又称“雪口”，是由白色念珠菌引起的最常见的婴幼儿口腔病。在口唇、舌及颊黏膜均可见到大小不等的疱疹，周围有红晕，破溃后形成溃疡，有黄白色纤维素分泌物覆盖；不肯吃奶、吃饭、喝水，哭闹不安，大一点的宝宝会说口腔疼痛；有的患儿伴有发烧、精神萎靡等症状。

（4）鼻出血：春天，尤其是早春二月，气候比较干燥、寒冷，宝宝上火后引起鼻黏膜干燥，导致黏膜下小血管破裂而流鼻血。

你知道如何给宝宝测体温吗?

在测量体温之前，应用拇、食指捏紧体温表上端，将水银柱甩到35℃以下。

（1）腋下测量法：小婴儿可测腋温，在测温前先用干毛巾将腋窝擦干，再将体温表的水银端放于腋窝深处而不外露，家长应用手扶着体温表，让宝宝屈臂过胸，夹紧(婴幼儿需抱紧)，测温7~10分钟后取出。

（2）肛门内测量法：肛表最准确，但对宝宝刺激大。肛门内测量时，选用肛门表，先用液状石蜡或油脂(也可用肥皂水)滑润体温表含水银一端，再慢慢将表的水银端插入肛门3~4厘米(婴儿1.5厘米即可)，家长用手捏住体温表的上端，防止滑脱或折断，3~5分钟后取出，用纱布或软手纸将表擦净，阅读度数。肛门体温的正常范围一般为36.5~37.5℃。

你知道如何观察宝宝的呼吸吗?

（1）数1分钟呼吸次数：观察宝宝的腹部或胸部的起伏情况，宝宝的腹部或胸部的一起一伏为一次呼吸。一般情况下，即使宝宝穿着衣服，也可以看清他的腹部或胸部的起伏，家长可以掀起宝宝的衣服后再观察，还可以将一只手轻轻放在宝宝的腹部或胸部来感觉宝宝的起伏运动。

（2）观察棉花纤维的来回运动情况：用一根棉签，将棉签上的棉花抻出细细的棉纤维，将棉签放在宝宝的鼻孔处，计数棉纤

维的来回运动，一个来回为一次呼吸。

除以上两种方法外，如果家中有听诊器，家长也可以将听诊器直接放在宝宝胸部听呼吸音，计数呼吸次数。

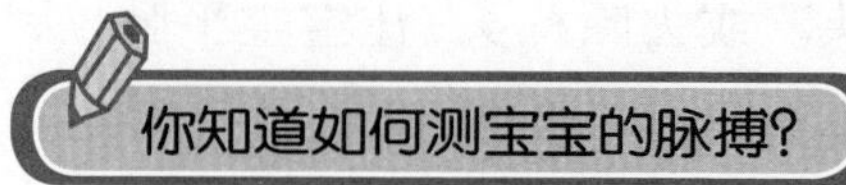

你知道如何测宝宝的脉搏？

测量脉搏时，父母可用自己的食指、中指和无名指按在宝宝的动脉处，其压力大小以摸到脉搏跳动为准。常用测量脉搏的部位是手腕腹面外侧的桡动脉、头部的颞动脉、颈部两侧的颈动脉，或大腿根部的股动脉。测量时以1分钟为计算单位。

你知道宝宝发烧该怎么办吗？

宝宝发烧时可以用药，如果发热在肛温38.5℃以下，可选择物理降温：如家里有空调，要维持房间温度于25℃左右，使宝宝体温慢慢地下降，怕宝宝受风关掉空调对正在发烧的宝宝来说是错误的。但如果宝宝四肢冰凉又猛打寒战，则表示需要温热，这时要给宝宝外加毛毯覆盖；如果宝宝四肢及手脚温热且全身出汗，表示需要散热，可以少穿点衣物，甚至可以将宝宝身上衣物解开，用温水37℃毛巾全身上下搓揉，如此可使宝宝皮肤的血管扩张将热量散出。另外，多喝温开水以助发汗，并防虚脱。水有调节体温的功能，可使体温下降并补充宝宝体内的失水。如果发热在肛温38.5℃以上，则需使用药物降温，在医生指导下用药。

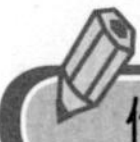

你知道宝宝高热抽搐的急救措施吗?

（1）宝宝侧卧或头偏向一侧：立即使宝宝侧身俯卧，头稍后仰，下颏略向前突，不用枕头。或去除枕头，让宝宝平卧，头偏向一侧。这样的体位，舌根不会阻塞呼吸道，呕吐也不会引起窒息。

（2）保持呼吸道通畅：解开衣领，用软布或手帕包裹压舌板或筷子放在上、下磨牙之间，防止咬伤舌头。同时用手绢或纱布及时清除宝宝口、鼻中的分泌物，保持呼吸道的通畅。

（3）控制惊厥：用手指捏、按压宝宝的人中、合谷、内关等穴位两三分钟，并保持周围环境的安静，尽量少搬动宝宝，减少不必要的刺激。

（4）降低体温：① 温湿敷：准备30℃左右的温水，将宝宝的衣服解开，毛巾打湿后上下搓揉宝宝的身体，10~15分钟换一次毛巾。② 冰敷：将冰袋敷在宝宝后枕部、前额部或腋窝下、颈部、腹股沟等大血管经过的地方，5~10分钟换一次，直至高热有所下降为止。或使用退热贴，持续使用4小时。

（5）药物降温：在医生指导下，口服美林、泰诺林等，使用婴儿退热栓塞肛。

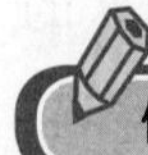

你知道宝宝感冒鼻塞该如何处理吗?

（1）冷刺激：由于受冷而引起急性鼻塞，要及时给婴儿保温。例如提高环境温度，给宝宝添加衣服，还可以用温水把毛巾浸湿

后，放在宝宝的鼻部进行热敷，这样有助于宝宝鼻子通畅。

（2）若鼻塞确实因鼻部炎症引起，且严重影响吃奶或休息，可在医生指导下谨慎使用0.5%麻黄素呋喃西林滴剂，每侧鼻孔滴一滴，一般10分钟左右就能够起作用。但麻黄素对小婴儿有副反应，不适宜过多使用。

（3）若鼻腔分泌物较多，也可使用吸鼻器吸除分泌物。同时别忘对感冒本身进行积极治疗。

你知道如何预防宝宝感冒发烧吗?

首先，饮食均衡有规律才能增强宝宝抵抗力。保证宝宝饮食营养的均衡全面。其次，补充维生素。维生素能促进体内重要代谢，特别是维生素A和维生素C能增强皮肤和黏膜的功能，提高免疫力，对预防感冒必不可少，所以让宝宝多吃胡萝卜、南瓜和西红柿等红黄色食物及水果。再者就是多喝水。给宝宝准备的饮食要清淡，天气干燥，每天给宝宝多喝水(特别是天气寒冷时，可以给宝宝喝冷开水)或一定量的果汁，有利除燥，保护黏膜的功能，促进病毒的排除，预防感冒。带宝宝多做锻炼、多晒太阳，这样才能提高宝宝御寒能力、增强免疫力，每天保证1~2个小时的户外活动。室内要经常开窗通风，保持空气新鲜，气候变化时及时增减衣服，既不能让孩子受凉受冻，又不能捂得满头大汗。秋季是感冒高发季节，要尽量避免带宝宝到人群聚集的公众场所，如商场、超市等。因为人多的地方，空气中含有大量的感冒病毒，容易引起人与人之间呼吸道病毒的交叉感染。

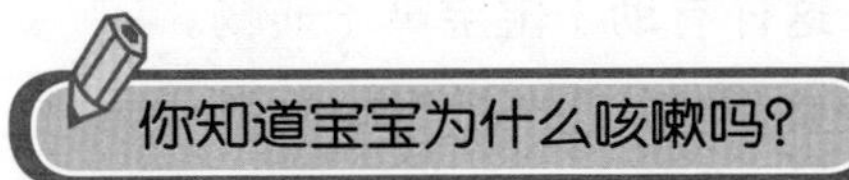

你知道宝宝为什么咳嗽吗?

（1）异物吸入：宝宝吃奶或吃东西时不慎咽到气管就会出现呛咳剧咳，适时咳嗽是有助于异物咳出，应鼓励其咳嗽，家长还可以变换孩子的体位，轻拍背部利于异物咳出，当异物咳出(取出)即可慢慢不咳嗽了。

（2）过敏：当宝宝对事物过敏或者在春天对花粉、秋冬天对冷空气或平时对香水、动物的毛及排泄物过敏时也会引起咳嗽，这时候最好的解决办法就是避开过敏原。

（3）感冒、气管炎、肺炎等疾病容易引起持续严重咳嗽，另外常常还伴有发热、流涕、吐黏稠痰液、呼吸急促、胸痛等症状，出现这种情况时，家长应马上送宝宝去医院诊治，切勿自行给宝宝使用止咳药。

你知道宝宝咳嗽哪种情况需要去医院吗?

（1）夜间干咳：如果宝宝咳嗽不断，且一到晚上症状就加重，家长则要小心了，这可能是哮喘的症状，此时，应该带宝宝去看医生。

（2）呼吸时发出异常声音的咳嗽：如果宝宝已经感冒好几天，咳嗽声发生了一些变化，出现了嘶嘶的声音，呼吸也显得急促，且很爱发脾气，可能是支气管炎造成的。可以带他去看医生，同时要鼓励宝宝多休息、喝果汁，严重时，可能需要吸氧。

（3）发出嗬嗬声的咳嗽：宝宝感冒一周后出现咳嗽症状，有时，一次呼吸会咳嗽20多次，在吸气的时候还会发出嗬嗬的声

音。这是细菌感染的症状，可能有痰液甚至块状物阻塞了呼吸道，需要马上去医院。

（4）痰多影响呼吸的咳嗽：宝宝感冒一周后，情况没有好转，且咳嗽起来痰变很多，呼吸也比平时快了。这很可能是肺炎的症状，要马上送宝宝去医院照X光，且要使用抗生素。

你知道宝宝哮喘发作该怎么办吗？

宝宝感到咽喉发痒、流清鼻涕、胸闷干咳等常常是哮喘发作的先兆，父母发现后，要及时耐心安慰宝宝，使其安静下来。让宝宝坐坐直，身体微向前倾，有助畅通气道，缓解呼吸困难。尽量安慰宝宝，以免他被发作吓坏，增加情绪压力而导致病情加重。同时立即给予止喘气雾剂吸入（若宝宝是哮喘患儿，父母在天气寒冷或季节转换期间，应给宝宝随身携带喷雾药剂），如常用的有布地奈德粉吸入剂（普米克都宝）、万托林（喘乐宁）等粉剂或气雾剂。哮喘患儿的家中一定要备有这些药品，除每天按时应用外，急性发作时可加倍使用。如宝宝的哮喘仍不能缓解面色苍白、呼吸困难，要立即打电话要急救车送医院急救室治疗。

你知道宝宝在吃奶后如何排除胃肠胀气吗？

（1）早喂奶、勤喂奶：尽可能在婴儿哭着要奶吃之前就给他喂奶。在吃奶前婴儿哭的时间越长，引起胃肠胀气的可能性就越大。

（2）倾斜婴儿身体：给婴儿喂奶时，要使婴儿的身体保持一定的倾斜度——至少要使婴儿的头部高于他的肚子。如果空气被围困在奶汁下面，就容易造成宝宝胃肠胀气，婴儿就会吐奶或放屁。

（3）倾斜奶瓶：用奶瓶给婴儿喂奶时，要倾斜奶瓶，以确保奶嘴里都充满了奶汁，这样能防止宝宝吸入空气，造成宝宝胃肠胀气。

（4）让奶汁停稳，催嗝：每次喂完奶之后，使婴儿上身保持竖直几分钟，让奶汁在婴儿胃部停妥后，再尝试给他催嗝，头部靠在母亲肩上，轻拍背部，使空气排出，排除宝宝胃肠胀气。

你知道宝宝消化不良的诱因有哪些吗?

（1）给的食物不太易消化(消化食品)：由于婴幼儿的消化能力差，父母要针对宝宝的年龄特点，给宝宝吃能消化吸收、愿意接受的食品，这样才能有效地预防消化不良。父母要根据宝宝不同的年龄阶段特点，饮食逐渐由流质向半流质(如米汤、糊状食品、稀饭)以及固体食物(如软饭、面包等)转变。同时，如果冻、瓜子等食品对宝宝十分危险，尽量少吃或不吃，或者弄碎后再吃。

（2）给太多新的食物：有的宝宝第一次吃新食物，觉得味道很好，就一下子吃许多，结果造成消化不良。因此父母在让婴幼儿尝试吃一种新的食物时，要让他慢慢适应，一次不能给太多，要逐渐加量，让宝宝有一个适应的过程。

（3）食物搭配不合理：宝宝4个月过后，父母就需要给孩子增加奶类以外的辅助食品，要注意给予宝宝营养平衡的饮食。父母需要细心搭配宝宝的饮食做到多品种，多样化，避免偏食、挑食、食物过于单调。

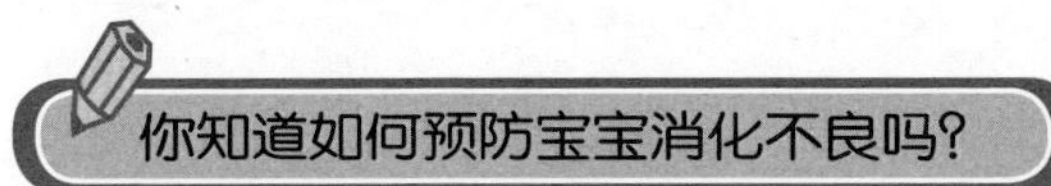

你知道如何预防宝宝消化不良吗?

① 喂养要定时、定量,让宝宝从小养成良好的饮食习惯。② 不要偏食,注意营养的全面性。③ 添加辅食要注意色、香、味,使宝宝有较好的食欲。④ 注意腹部保暖,不要使胃肠道受寒冷刺激,同时尽量避免呼吸道感染。⑤ 注意保持消化道通畅,养成定时排便的习惯。⑥ 注意卫生,养成宝宝饭前洗手的习惯,保证食物的清洁、新鲜。这样就可以有效地预防宝宝消化不良了。

你知道如何预防宝宝吐奶吗?

(1)选择适合大小的奶嘴:奶嘴孔如果过小,宝宝就要用力吸吮,从而导致空气与奶汁被一起吸了进去,也容易引起吐奶;但如果奶嘴孔过大,宝宝吸吮时就容易被呛着而引起剧烈的咳嗽。所以,在选择奶嘴时,我们要考虑到奶嘴孔大小是否适合自己的孩子。

(2)注意不要让宝宝吃的太急:如果奶胀、喷射出来,会让孩子感到不舒服。

(3)喂奶中以及吃饱后注意拍嗝:宝宝在3~4个月大之后,不仅可以很好地掌握吸吮技巧,而且贲门的收缩功能也已发育成熟,所以吐奶的次数也就会明显减少了。而在此之前，每次喂奶后我们最好还是要帮助孩子拍嗝。最好让宝宝竖立20~30分钟：别急着和宝宝玩儿。

你知道宝宝回奶与吐奶的区别吗?

吐奶是比较严重的，有时候会是喷射状的，而回奶只是少量的，从嘴角流点出来。吐奶与回奶的最大差别在于吐奶是有很明显的呕吐动作，是属于病态性的，通常会持续且次数逐渐增加，甚至会引起体重降低或电解质不平衡(如胃幽门狭窄或十二指肠阻塞等)，而回奶则是因生理性的胃食道括约肌关闭不良引起，出生一个月内大部分宝宝或多或少均有轻微的溢奶，随着时间在3个月过后会逐渐好转，但如果溢奶症状太频繁或太久，最好请医生诊治。

你知道什么是宝宝湿疹吗?

湿疹多长在头面部、颈背和四肢。刚开始为米粒样大小的红色丘疹或斑疹，散在或密集在一起，一般常由面部开始，以后逐渐增多，并伴有小水疱。水疱破溃后有黄白色脓液渗出，局部皮肤出现潮红。长在头皮上的湿疹，多糜烂流水，结成黄色厚痂，头发黏集成束；长在面部的，多为淡红色斑，上覆细薄鳞屑或痂皮。湿疹的外形是很小的斑点状红疹，可发生在任何部位，散在或密集在一起，一般常由面部开始，常流黄水，可形成水疮，干燥时则结成黄色痂盖。湿疹痒得厉害，所以宝宝经常烦躁不安，不断搓擦搔抓，容易出血，易继发细菌感染，导致脓疱或脓痂。

你知道如何预防宝宝湿疹吗?

① 远离过敏原;② 避免过量喂食,防止消化不良。密切注意患儿的消化状态,是否对牛奶、鸡蛋、鱼、虾等食物过敏。③ 食物中要有丰富的维生素、无机盐和水,糖和脂肪要适量,少吃盐,以免体内积液太多。④ 母乳喂养,母亲应避免进食容易引起过敏的食物。⑤ 平时小儿内衣应穿松软宽大的棉织品或细软布料,不要穿化纤织物,内、外衣均忌羊毛织物,以及绒线衣衫。最好穿棉花料的夹袄、棉袄、绒布衫等。⑥ 避免碱性肥皂、化妆品或者香水等物的刺激。⑦ 要避免与单纯疱疹(俗称“热疮”)的患者接触,以免发生疱疹性湿疹。

你知道如何从宝宝的便便看宝宝的健康吗?

(1)正常大便:母乳喂养的宝宝大便呈金黄色的软糊状;人工喂养的宝宝大便呈土黄色的硬膏状;用配方奶喂养的宝宝大便较少,通常会干燥、粗糙一些,稍硬如硬膏。

(2)大便内的白色颗粒:喂哺母奶或婴儿配方奶粉的初生宝宝,其粪便中常会发现一些白色颗粒,这些白色颗粒外面包着通明黄色或棕色物质,此乃由于初生宝宝胃肠未发育完全以及消化道的消化酶还没有完全成熟的关系,导致脂肪消化不完全而排出于粪便中,这些俗称为生理性粪便,且会随着年龄增长而逐渐消失,可请妈妈们放心。

(3)大便次数:如大便次数增多,呈蛋花样,水分多,有腥臭味，或大便出现黏液，脓血/鲜血，则为异常大便，应及时就诊。

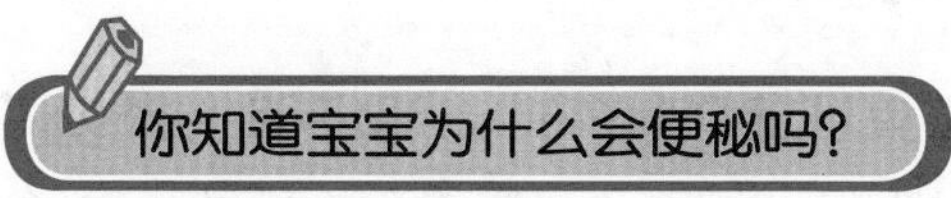

你知道宝宝为什么会便秘吗?

（1）饮食不足：婴儿进食太少时，消化后液体吸收余渣少，致大便减少、变稠。奶中糖量不足时肠蠕动弱，可使大便干燥。

（2）食物成分不当：如进食大量钙化酪蛋白，粪便中含多量不能溶解的钙皂，粪便增多，且易便秘。碳水化合物中米粉、面粉类食品较谷类食品易于便秘。宝宝偏食，喜食肉类，少吃或不吃蔬菜，食物中纤维素太少，也易发生便秘。

（3）肠道功能失常：生活不规律和缺乏按时大便的训练，未形成排便的条件反射导致便秘很常见。常用泻剂或灌肠，缺少体力活动，或患慢性病如：营养不良、佝偻病、高钙血症、皮肌炎、呆小病及先天性肌无力等，都因肠壁肌肉乏力、功能失常而便秘。交感神经功能失常、腹肌软弱或麻痹也常使大便秘结。服用某些药物可使肠蠕动减少而便秘，如抗胆碱能药物、抗酸剂、某些抗惊厥药、利尿剂以及铁剂等。

（4）精神因素：婴儿受突然的精神刺激，或环境和生活习惯的突然改变也可引起短时间的便秘。

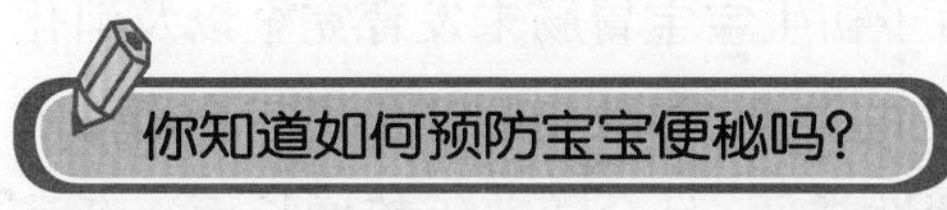

你知道如何预防宝宝便秘吗?

（1）首先是饮食调节，鼓励宝宝多吃水果蔬菜，小婴儿可以喂煮苹果水，多吃含膳食纤维的食物，比如玉米，荞麦等。

（2）养成良好的生活习惯，按时吃饭，按时睡觉，定时排便，这样可以使宝宝体内形成规律钟。

（3）食用双歧因子，双歧杆菌是一种有益菌，在人体内其很重要的作用，可以抑制有害菌和外来病菌对人体的伤害，还能保持肠道水分，促进肠道蠕动，缓解便秘。

你知道宝宝流鼻血该怎么办吗？

（1）按压鼻翼：宝宝鼻子出血时，家长要用食指与拇指的第二指节紧紧按压住宝宝的双侧鼻翼，压迫5~10分钟，因为宝宝鼻子出血通常是在鼻中隔的前部，压迫宝宝鼻子的双侧鼻翼可以起到很好的止血作用。

（2）冷毛巾：家长在采用按压宝宝鼻翼为宝宝止血过程中，可以将毛巾透湿、拧干后敷在宝宝的额头，帮助宝宝止血。

（3）压迫填塞法：如出血量较大，可采用压迫填塞的方法止血。具体做法是用脱脂棉卷成如鼻孔粗细的条状，向鼻腔内填塞。不要松松地填压，这样达不到止血的目的。

（4）到医院就诊：如果经过上述处理仍出血量较大，或有面色苍白、出虚汗、心率快、精神差等出血性休克前兆症状时，应采用半卧位，同时尽快送医院治疗。

你知道怎样预防宝宝流鼻血吗？

（1）涂油：在干燥的季节可以通过涂油预防宝宝鼻子出血。

妈妈可以在宝宝鼻腔干燥时用甘油、石蜡油滴鼻，或者是用干净的棉团蘸水擦拭鼻腔。

（2）饮食控制：冬末春初，家长切忌给宝宝多吃炸煎、肥腻的食品；妈妈可以给宝宝多准备一些新鲜水果和蔬菜，并且要注意及时补充宝宝身体内的水分，适量服用维生素。

（3）预防疾病：妈妈平时需要注意预防宝宝患扁桃体炎、肺炎、感冒等疾病，这些疾病会导致宝宝鼻黏膜的血管充血肿胀，甚至造成毛细血管破裂而引发出血。

（4）莫名出血：如果宝宝经常莫名其妙出现鼻出血症状时，妈妈要及时带宝宝到医院进行检查。很多血液疾病如再生障碍性贫血、血小板减少性、白血病等都会引起宝宝鼻出血，因此妈妈需要格外注意。

你知道如何预防宝宝丘疹性荨麻疹吗?

（1）搞好环境、居室和个人卫生，以杜绝引起本病的昆虫滋生。

（2）住所处室内外可喷洒杀虫剂，以消灭臭虫、跳蚤、蚊子等有传播的危险物。

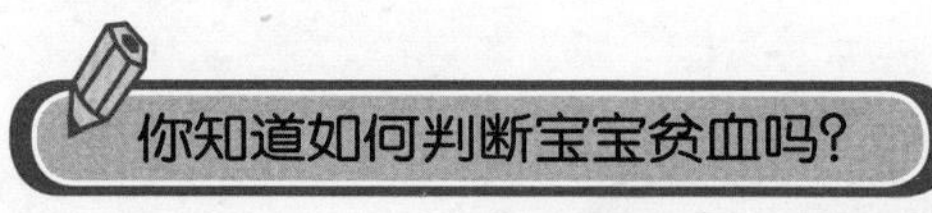

你知道如何判断宝宝贫血吗?

贫血宝宝会出现面色苍白、食欲减退、活动减少、生长发育迟缓，免疫力降低。缺铁性贫血起病大都缓慢，一般表现皮肤黏

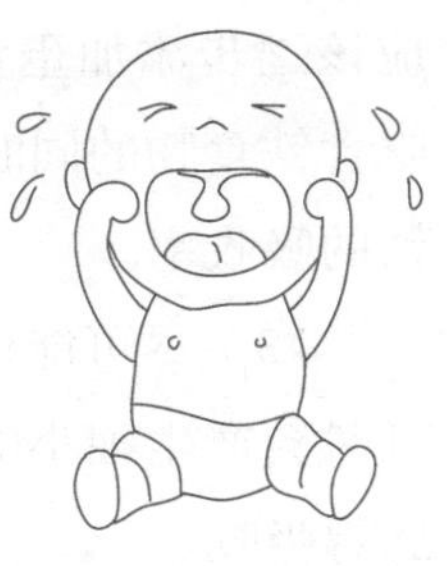

膜逐渐苍白或苍黄。发展下去，宝宝会出现食欲缺乏，烦躁哭闹，精神不振，疲乏无力，毛发干燥；少数宝宝爱吃炉灰渣、墙皮、土块等，称为异食癖；指甲菲薄脆弱，严重的呈扁平状，有的像羹匙似中间下凹，边缘翘起，叫作匙形反甲。患儿抵抗力低下，口腔黏膜，肛门皮肤发炎，如果长期贫血的患儿，会出现个子较矮小，体力差，注意力不集中，理解力记忆力减退，情绪和智力都会受到影响。

你知道宝宝贫血为什么要补铁吗?

铁在人体内的作用可不小，它是合成血红蛋白的主要原料之一。血红蛋白的功能主要是输送氧到各个组织器官，并把组织代谢中产生的二氧化碳运输到肺部排出体外。当体内的铁缺乏时，血红蛋白含量和生理活性降低，引起携带的氧明显减少，从而影响大脑中营养素和氧的供应。出现免疫功能下降、容易疲乏、注意力不集中、记忆力减退等。

你知道如何预防宝宝缺铁性贫血吗?

（1）妈妈在孕期、哺乳期要均衡营养，有意识地多吃含铁高的食物，如动物肝脏、瘦肉、鸡蛋等，并且要经常定期检查血色素，妈妈孕期发现贫血要及时治疗。

（2）婴儿出生4个月左右，不管是母乳喂养还是人工喂养都应该逐步添加蛋黄、肝泥、鱼泥、菜泥及铁强化食品。在给宝宝吃含铁食物的同时，最好也补充富含维生素C、果胶的水果，提高铁的吸收率。

（3）尽可能使用铁锅、铁铲给宝宝烹制食物，铁质炊具在烹饪时会产生细小的铁屑溶于食物当中，形成可溶性铁盐，容易被肠胃吸收。

（4）多给宝宝吃含铁丰富的食物，及时通过食物来补铁。食物中的肝、肾、豆类、蛋黄、绿菜叶、水果、海带含铁量比较多，可以在日常饮食中多给宝宝食用。

（5）早产儿、低体重儿、双胞胎、多胞胎在出生后两个月就应该在医生的指导下服用铁剂，以防贫血。其他宝宝如果要补充铁剂一定要在医生的指导下服用。

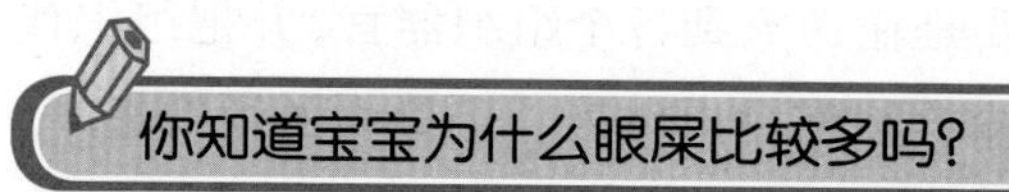

你知道宝宝为什么眼屎比较多吗？

宝宝眼屎较多，可能是以下几种原因造成的：

（1）结膜炎症：家里室温往往较高，细菌也容易繁殖，加上新生儿会不自觉地用手揉眼睛，易出现眼睛分泌物增多、眼睑结膜充血等结膜炎症状。

（2）新生儿泪囊炎：新生儿泪囊炎是由于排泄泪液的泪道、鼻泪管堵塞引起，泪液和细菌积聚在位于内眼角皮肤下的泪囊里，从而继发感染。

（3）新生儿上火多由胎火造成：眼屎多，最可能的原因就是上火。新生儿有火了，而且多半还是胎火造成的，也就是在怀孕期间大人上火了，造成孩子在胎盘中就有火了。建议你用那种柔

软的纱布沾湿了之后慢慢为孩子擦拭，然后抹点红霉素眼药膏，等到出了满月应该就没事了。

你知道夏季如何预防宝宝生痱子吗？

宝宝长痱子后家里的空气一定要流通，环境不能有太多的湿气，太热的时候可以吹空调和电扇来降温。刚出生的宝宝长了痱子一定要勤给宝宝翻身，不要让宝宝老是睡一个姿势，也不要一直抱在怀里，如果宝宝哭了，可以让宝宝哭一会，这样身体里面的热气也可以散发出来。出汗容易把毛孔打开，痱子可以痊愈的快些。夏季炎热时，宝宝头上长痱子了，可以把头发剃完。衣服也要穿宽松的，最好棉质的比较好。长痱子后要勤洗澡，如果皮肤不清洁的话，就不利于汗液的排除，洗完澡后要立即擦干，不要马上擦痱子粉，要等身体完全干后再擦，洗澡最好用温水洗，有利于毛孔的收缩。

你知道宝宝食物过敏该怎么办吗？

（1）确认过敏食物的种类：首先应确认到底是对哪种食物过敏。具体方法是准备一个可供记录的日历或笔记本记录，把找出可疑过敏食物后，最好再食用和观察一次，这样结果会更准确。

（2）回避过敏食物：回避过敏食物就是不吃能引起过敏反应的食物。例如，一旦确定是鱼类食物引起的过敏反应，就要停止食用鱼类食物，这样可以基本控制因食物引发的过敏反应。

（3）替代过敏食物：替代是指食用那些与过敏食物有类似的营养价值、但又不易引发过敏反应的食物。例如，对鱼类食物过敏者，可以通过食用鸡肉补充动物蛋白。

（4）脱敏疗法：简单的脱敏疗法，即把能引发过敏的食物稀释几百倍或上千倍后再食用，慢慢进行脱敏，但临床上正式的脱敏治疗不适宜6岁以下的儿童。

你知道宝宝脐疝是否能自愈吗?

如果宝宝患有脐疝，应注意尽量减少腹压增加的机会，如不要让宝宝无休止地大哭大闹；有慢性咳嗽的要及时治疗；调整好宝宝的饮食，不要发生腹胀或便秘。随着宝宝的长大，腹壁肌肉的发育坚固，脐环闭锁，脐疝在1岁以内便完全自愈，无须手术治疗。但如果脐疝愈来愈大，脐环直径超过2厘米，甚至发生肠管嵌顿，应及时到小儿外科就诊。

你知道宝宝黄疸何时会消退吗?

新生儿生理性黄疸的特点是，大多在出生后2~3天出现，4~5天时最严重，足月儿一般在7~14天消退，早产儿一般在3~4周消退。

如果小儿黄疸过重、持续时间过长或消退后又出现，就可能不是生理性黄疸了，应该请医生检查。

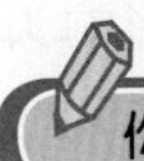

你知道宝宝爱流口水该如何护理吗?

（1）及时擦拭：宝宝一旦有口水流出，应马上用小毛巾给擦拭掉。由于宝宝的皮肤比较嫩，擦的时候要小心，最好是“沾”。选择的小毛巾应是质地柔软、吸水强的棉布手帕。

（2）勤洗勤涂，勤换勤晒：宝宝流口水流到的地方，适当涂上润肤霜或油脂类的东西，保护宝宝稚嫩的皮肤。宝宝弄湿的衣服、枕头、被褥要经常换，选择柔软的、吸水性强的棉制品。

（3）在宝宝流口水的阶段不要常捏宝宝脸颊：跟宝宝嬉戏玩耍时不要总是捏宝宝两边胖乎乎的脸颊，那样会加重宝宝流口水情况。

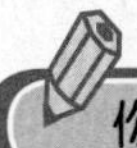

你知道宝宝头发稀少怎么办吗?

（1）勤洗头，勤梳头：通常2~3天就应给宝宝清洗一次头发，使头皮得到良性刺激，促进头发的生发和生长。每次清洗后，最好用柔软而有弹性的儿童专用发梳为宝宝梳理头发，这样可刺激头皮，促进局部血液循环，促使头发生长。

（2）营养充足：充足而全面的营养，对婴儿的头发发育非常重要，及时按月龄让婴儿多摄入蛋白质，维生素A，维生素B，维生素C及富含矿物质的食物，这可使头发更结实，秀丽。

（3）多晒太阳：适当地接受阳光照射对宝宝头发生长也非常有益，紫外线可促进头皮的血液循环，改善头发质量。

（4）睡眠充足：充足的睡眠对宝宝的头发生长也很重要，睡眠不足容易导致宝宝食欲不佳、经常哭闹、生病，间接地影响头发生长。

你知道宝宝白发该怎么办吗?

个别宝宝长出几根白头发，爸爸妈妈不必紧张。可能是因为这些头发的毛囊呈现衰老阶段，并无大碍。但是如果发现宝宝的头部呈现大量白发状态，就需要引起家长的重视。应该到医院皮肤科或儿内科进行详细检查，看是因真菌感染或营养缺乏，还是别的问题造成的。宝宝在1岁左右时，如牛奶、鸡蛋等优质蛋白，就应该为宝宝适量地补充了；大脑垂体分泌的黑素细胞刺激不足，黑色素产生减少，也是导致宝宝白发的原因。家长不要为宝宝拔去白发，以为这样白发就不再长了。其实即使白发已经拔去了，白发还会出现。

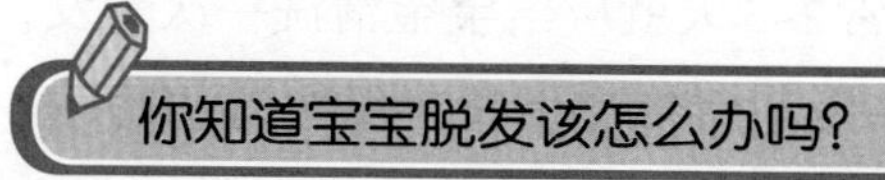

你知道宝宝脱发该怎么办吗?

（1）给宝宝洗发之前，先用小梳子将头发理顺，这样可防止头发缠结在一起而难以梳理开。

（2）给宝宝梳子头发的小梳子的齿距最好宽一些，梳齿的顶端不要过尖，如果有塑胶薄套包着最好，以防洗湿的头发不好梳开，且划伤宝宝的头皮。

（3）梳理时家长一只手要抓住宝宝发梢，尤其是头发很乱时，这样可减少宝宝头皮受力的程度和疼痛。

（4）给宝宝梳理头发时，不要将宝宝的头发使劲扯拉，然后用橡皮筋捆扎，这样很容易损伤宝宝的发根，经常被拉扯的部位会因此变秃。

（5）用吹风机给宝宝吹发时，以低温和热风较适宜，防伤害宝宝脆弱的发丝和敏感的头发。

（6）不要以为将宝宝的头发剃光，便可加速头发生长，这种方法不可取。通常2个月左右给宝宝剪一次发较适宜。

（7）如果家长总是喜欢给宝宝头发分缝，应每隔几天换一个部位，不然的话，总是分缝的部位会头发会很稀少。

你知道怎样预防宝宝佝偻病吗?

以下方法可以有效预防宝宝发生佝偻病：① 安全有效地使用维生素D。② 服维生素D强化食品。③ 让婴幼儿多晒太阳。以满月起，每天晒太阳从10分钟慢慢增至2小时以上，但要注意防止阳光直射婴儿眼睛。④ 用母乳喂养时，母亲也应多晒太阳，以增加母乳中维生素D含量。⑤ 未经医生确诊缺钙，不要随便给婴儿服钙片。

你知道宝宝缺锌会有哪些表现吗?

（1）食欲下降。如果你家的宝宝以前吃饭的时候吃得很多，最近一段时间孩子挑食，厌食，饭量明显的下降，也不要零食吃了，而孩子也没有生病发烧的，就可能是缺锌。

（2）生长缓慢。如果你家的宝宝比同龄的宝宝身高要矮3~6厘米，而体重也比别的宝宝轻2~3千克，那也可以使缺锌引起的宝宝身体发育慢。

（3）抵抗力低：像缺锌的宝宝一般抵抗力都不太好，会经常出现感冒发烧或是药一停孩子就有病，在夜里睡觉的时候还经常出汗，睡不踏实。

你知道如何及早发现宝宝先天性心脏病吗？

（1）呼吸急促：在新生儿或婴儿时期，发现宝宝因饥饿迫不及待地求食，但发现吸吮乏力，呼吸浅进，吮奶未完即因气促而弃奶喘息，吸几口就停一下，感觉很累，满头大汗。

（2）反复呼吸道感染或肺炎：这是最常见的症状。就诊发现心脏杂音，因肺部充血，轻度呼吸道感染就易引起支气管肺炎，造成呛咳，呼吸急促，有的宝宝在啼哭时声音嘶哑，甚至出现心功能不全等症状。

（3）生长发育迟缓：由于体循环流量及血氧供应不足所致，生长发育比同龄小儿迟缓，其体重落后比身长落后更明显。

（4）水肿：当发现先天性心脏病小儿，有上述各种症状和表现，若发现尿少，下肢出现凹陷性水肿时，则表示小儿从功能已不能代偿而致心力衰竭了，这是一个十分重要的警示！

（5）蹲踞：是法洛四联症常见的表现，除了紫绀随着年龄的增长而加重外，当他会行走后，你会发现患儿活动量不大，走不远就感乏力，自动采取蹲下姿势或取胸膝卧位，休息片刻后再站起来活动，这个蹲踞过程使体循环阻力增高，促进静脉血回入心

脏量增加和氧合作用，以改善缺氧症状。

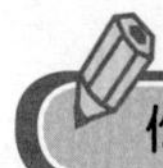

你知道宝宝肚子变大是否需要就医吗？

实际上，小婴儿肚子大是正常的，既不是肚子胀也不是什么怪病，而是由小婴儿的生理特点造成的。小婴儿腹肌发育尚不完善，腹壁比较松弛，腹部常受胃肠内容物的影响而变形。吃饱后，腹部比较膨隆；饿了或刚排过大便，腹部略显平坦。一般情况下，只要小婴儿吃奶好，生长发育正常，肚子大点家长也不必过虑。随着婴儿年龄的增长，腹肌不断发育，婴儿的肚子会逐渐变平坦的。

但有一些病理引起的肚子变大就需要大人能简单辨别：首先应观察宝宝的吃奶，睡觉，大小便，精神状态，生长发育等一般情况是否正常，如果不正常，那么提示宝宝可能处于疾病状态，应到医院进行详细检查。其次，要注意宝宝是否有发烧，咳嗽，腹泻等症状，因为不管是消化道感染还是呼吸道感染，都可以引起宝宝的肚子比平时大。另外，佝偻病可引起肋骨外翻，腹壁肌肉松弛，腹内脏器突出，造成肚子大。

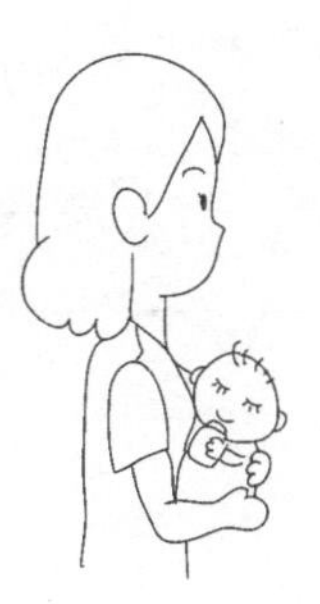

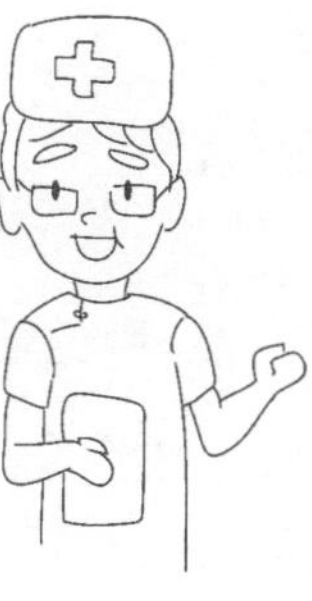

意外、突发状况紧急处理

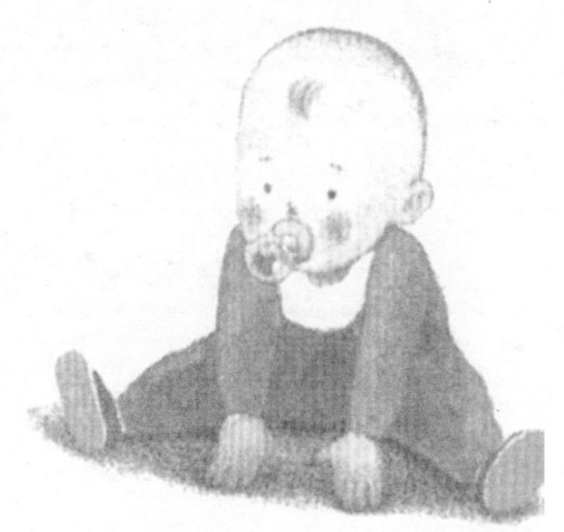

要注意居家的周边环境

家长必须知道自己居住环境的特点，比如是否邻近马路、有小河吗，小区内是否有水池（即使是很浅的水池也会有危险）、花坛或绿化区域（如过敏、蜇伤）、来往的交通工具是以哪种类型为主的（机动车、非机动车、滑板等），游乐场所如秋千、滑滑梯等有定期养护吗，有宠物吗，特别是那种大型的犬类（宠物咬伤），需搭载电梯还是楼梯到达住所（夹伤、跌落）等，做个综合的考量，以便根据自己宝宝情况制定安全外出活动计划。

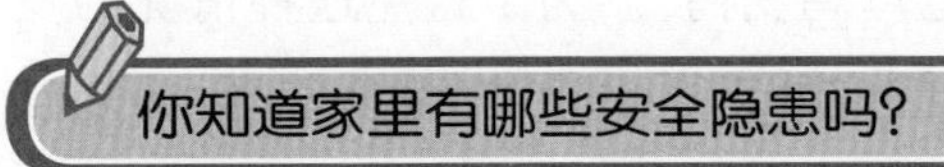

你知道家里有哪些安全隐患吗?

在家长们的心目中家是最安全的，但对于宝宝来说却存在着很多安全隐患，作为家长要有这方面意识。宝宝从一开始躺着到会翻身、爬、坐、扶站、走、跑、跳，发生意外事故的可能性就越来越多，并会产生叠加效应。家中可能发生的事故和相关因素：

（1）砸伤：宝宝睡觉附近的书桌、柜子上不要放置物品。

（2）坠落、摔跌：床、沙发、桌椅（特别注意靠背椅、摇椅）、台阶、阳台、窗户。

（3）夹伤：宝宝可触及的抽屉、移门、风扇。

（4）碰撞：宝宝的床角、床栏应为圆柱形、家中家具的棱角可用保护套包起来。

（5）触电：宝宝可触及的电源、插座要加保护盖。

（6）溺水：即使很少的水也会危及宝宝，因此不要在浴缸、洗衣机、水桶和脸盆里放水。

（7）烫伤：电饭煲、热水瓶、饮水机以及热水、热饮料、汤等放在宝宝不会触及的地方。

（8）误服：宝宝是会把什么东西都往嘴里放的，所以家里的药物、清洁剂、化妆品以及别针、纽扣电池等小物件都必须保存好，不要让宝宝摸到。

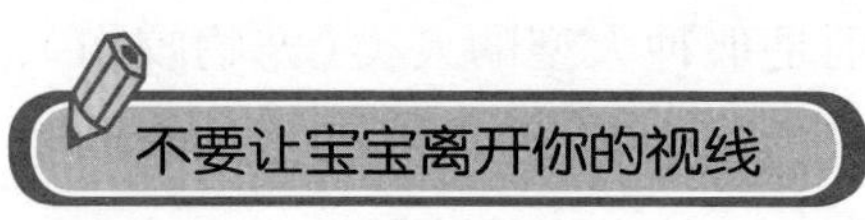

不要让宝宝离开你的视线

很多家长会说自己只是转了个身、接了个电话、稍微离开一下等，意外就发生了，好像“老母鸡变鸭”。为了避免这种情况的发生，家长首先必须了解自己宝宝处于哪个阶段，是会翻身，还是已经会爬、坐、站或走了，要知道宝宝每提升一个阶段，意外事故的风险也相应叠加。接下来就要看在宝宝所处这个阶段的周围环境是否存在危险，如果有应事先排除这些易引起危险的物品。家长一定要有安全意识，因为一个不经意中，就会有一个意外的发生。

你知道如何为宝宝选择安全的玩具吗？

（1）玩具上应有检验合格的标志，注明玩具的名称、适于年龄、玩具的主要成分、使用方法以及制造商名称、地址、电话等联系方式。

（2）玩具的表面或容易接触到的部位不能有尖角或锐物，以免弄伤宝宝。

（3）玩具上的线或绳索不宜过长，以免缠绕宝宝颈部。

（4）玩具的材质应坚固不易碎。

（5）玩具表面的涂料不易脱落，因为宝宝常会啃东西，如果表面涂料脱落易造成宝宝中毒。

（6）填充类玩具应注意缝制是否牢固，有无破洞，以免宝宝挖出误食。

（7）玩具及零件不宜过小，以免宝宝发生误食的危险。

你知道宝宝坠床了该怎么办吗?

宝宝从会翻身起就有可能发生坠床危险，往往在家长一转身或不经意间发生，发现时往往宝宝已经躺在地上。此时，首先要判断宝宝的意识：有无尖叫、过度兴奋或嗜睡，有无呕吐，抽搐等神经系统颅脑受损的表现。接着可以试着活动宝宝的肢体，观察宝宝四肢的活动是否对称，以排除有骨、关节、脏器损伤等情况的发生。然后检查局部蹭破或红肿，如宝宝一般情况好，无上述前表现，那只需做局部处置、给予宝宝安抚即可，但如有异常特别发现是头部着地时应立刻送院治疗。

你知道宝宝摔跌了该怎么办吗?

如果宝宝只是蹭破一点皮、出血量很少，只要用清水把伤口冲洗干净，然后用碘棉签进行消毒，消毒方法：由里向外，注意不要用相反方式，以免引起感染，待干后用无菌纱布或无菌创可贴把伤口保护起来，平时注意保持清洁干燥即可。并试着活动受伤部位，以排除骨折可能。如受伤部位有瘀青，可以进行冷敷，以减轻皮下出血的范围并起到镇痛效果。但如果出血量较大，提示很有可能伤到血管，可以通过压迫、包扎方式来紧急止血，同时马上送医就诊。

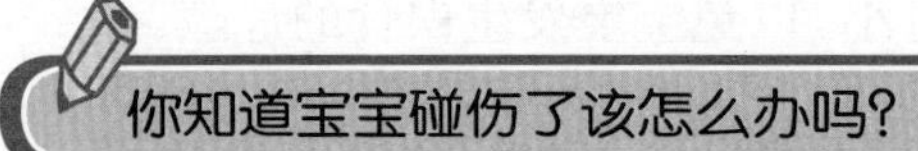

你知道宝宝碰伤了该怎么办吗？

宝宝刚开始学走步的时候，总是跌跌撞撞的，东看看西看看，喜欢到处走，而此时的他（她）平衡性和协调性还很差，即使记得父母教的，但身体不一定能配合，有时走的好好的会咕咚一下跪下来，或跌跌匆匆撞到头。如果磕伤到头按照头部受伤处置方式应对；若伤到膝盖和腿按摔跌处理。预防的方法：家长先以宝宝的高度来观察宝宝在家里活动时会磕碰到哪些地方，对有凸出尖角的家具使用安全角，及时清理在地上的玩具或障碍物以防绊倒宝宝。

你知道宝宝被夹伤了该怎么办吗？

宝宝夹伤部位常发生在手指，当家长在关门、抽屉、窗户的时候要特别留心，就这一刹那的时间就可能给宝宝带来伤害。一旦发生立即采取措施，首先检查一下有无外伤，如无外伤可试着屈伸一下手指，如果可以就排除了骨折可能；若局部有伤口应进行消毒，消毒时应由里朝外，不要相反，否则易引感染；如有轻微肿

胀、疼痛可以进行冷敷，但切忌直接紧贴宝宝的皮肤进行，可以在外面包一层棉质的小毛巾，持续用冷不超过15分钟，防止冻伤发生。若宝宝伤口较大、疼痛肿胀明显或有其他表现时要即刻送医。

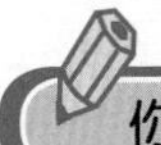

你知道宝宝指甲受伤了该怎么办吗?

当指甲被夹住或被重物砸到的时候可能会出现指甲缝破裂出血、指甲脱落、大血疱等情况，而这种情况常有可能会和手指受伤同时发生。当有破裂出血时应进行消毒止血，止血的方法是家长用自己拇指和食指紧捏住宝宝受伤手指的指根部，压迫止血，并给予包扎；指甲如果没有完全脱落，不要将其强行其剥离，否则会加重伤害；若受伤的手指活动不便时很有可能伤到了肌腱；此外指甲受伤很容易引起感染，所以经过基本处置后，应尽快到医院就诊做进一步治疗，防止感染发生。

此外，只要甲床存在，无论甲床受到外伤或是脱落，都可以再生，家长不要过分担心哦。

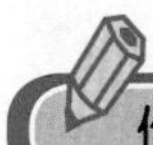

你知道宝宝呕吐该怎么办吗?

宝宝发生呕吐时如果是仰卧的时候，应立刻将头侧向一边；其他姿势发生呕吐时，应保证宝宝的脸朝下，防止呕吐物吸入引起窒息。呕吐前往往会有恶心症状，可事先就做好防备。宝宝呕吐时要注意观察其的面色、精神状况，呕吐的内容物、量、性质和时间，发现严重疾病信号时要立即送医。整个过程要注意给宝宝保暖，及时更换脏的衣物，同时呕吐后不要马上给宝宝吃东西，看完医生后按嘱咐护理宝宝。当宝宝可以饮食的时候，应先给予少量温水、米汤等流质，待肠道耐受没有不适症状后慢慢过渡到宝宝的日常饮食。

你知道宝宝烫伤了该怎么办吗？

宝宝的皮肤薄，接触温度即使不是很高的热物也可导致烫伤。宝宝总血量与皮肤面积的比要比成人小，因此同样面积的烫伤，对宝宝血量的影响就大得多，同等面积的烫伤宝宝比成人就更容易发生休克，所以家长一定要重视。可用宝宝并拢手指的手掌作为1%面积来初步估计烫伤的面积。烫伤按深浅程度分为Ⅰ度、Ⅱ度、Ⅲ度。一旦发生外露部位烫伤，立刻在流动水下持续冲洗充分冷却15~30分钟；不宜冲洗的部位可用冰袋、毛巾冷敷。总之第一时间用冷水降温非常重要，此外对烫伤部位的衣服、裤子或袜子必须先用冷后再脱去或用剪刀剪开，如有困难不能勉强，会造成皮肤的剥脱。第一时间处置完毕后即刻送医治疗。

你知道宝宝手指、脚趾被缠住该怎么办吗？

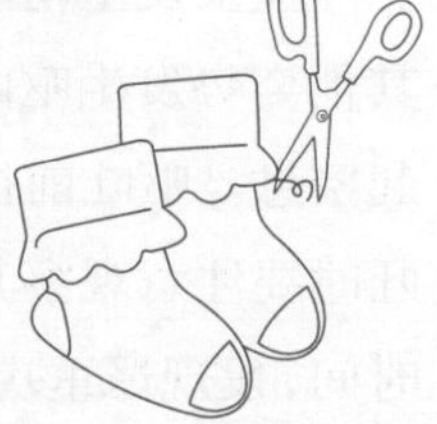

宝宝的手指、脚趾很有可能被手套、袜子或脚套内线头给绞住，所以一要选择棉的材质、二在给宝宝穿戴前，应该先把手套、袜子和脚套的内面翻出来，检查有无线头、针脚是

否平整，防止线头等缠绕宝宝的手指或脚趾，发生意外。这可是生活中的小细节，家长们要注意哦。

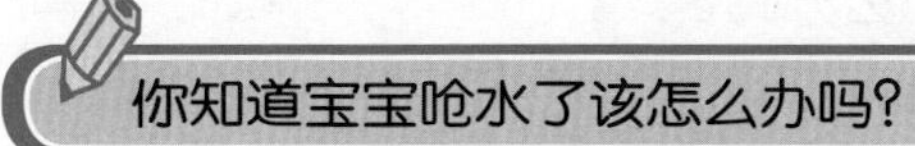

你知道宝宝呛水了该怎么办吗?

宝宝在洗澡嬉闹的时候可能会呛到水，预防的方法是盆浴里的水不要盛得太多，洗的时候一定要扶住宝宝的身体，以免滑到；洗头的时候可将宝宝夹在家长的腋下，使宝宝的脸朝上，这样可以避免水流到宝宝的脸面部。一旦呛到水宝宝可表现为咳嗽，立即进行拍背，并观察宝宝的意识、面色和呼吸，一般情况下可以缓解，但如有异常应立即呼叫救护车，在救护车达到之前按溺水的处置步骤来进行。

你知道洗浴用品进入宝宝耳、鼻、眼时该怎么办吗?

在给宝宝洗头、洗澡的时候洗浴用品很有可能随水进入宝宝的耳、鼻、眼中，进入耳、鼻，可用消毒棉签吸干，但必要时必须去医院就诊。

如果进入眼中，即用大量清水冲洗。冲洗的时候将宝宝的头侧向溅入洗浴用品眼睛一边，使需冲洗的眼睛在下面、分开宝宝的上、下眼睑，然后捂住未被溅入的眼睛，把水壶倾倒形成水柱开始冲洗。父母要相互配合，一个捂住眼睛、一个进行冲洗，直到冲洗干净为止。

如遇到强酸强碱就地取水源，按上面的方法进行冲洗后，应马上送院治疗。

你知道宝宝呛奶了该怎么办吗?

呛奶是指宝宝喂奶时或喂奶后奶液自口腔咽下或由食管逆流到咽喉部时，在吸气间误入呼吸道出现的喷咳反射，易发生的时间是在喂奶时和奶后的30分钟内。呛奶会刺激宝宝柔嫩的呼吸道，严重时可能导致呼吸系统感染，甚至窒息死亡。如果是轻微呛奶，宝宝自己会通过调试呼吸及吞咽动作，将呛入气道的奶水逐渐排出。如果呛奶比较严重，家长首先应迅速将宝宝脸转向一边，防止呕吐物反流误入气道。如果出现憋气、脸色青紫等症状，则表明呕吐物可能已进入气道，此时让宝宝俯卧，用力叩击背部4~5次，用手帕包好手指伸入口腔中，促使将奶水排出，整个过程速度一定要快。当宝宝的面色、口唇转红，说明情况好转，否者立刻呼叫120，进行复苏处置。

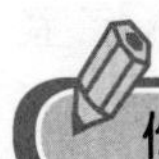

你知道宝宝噎住了该怎么办吗?

食物从口腔到胃要经过细细的食道，而食道有三个狭窄的地方，如果吃得太急、食物团块太大没有嚼细，就很容易堵在食道某一个狭窄处，出现噎住。容易噎住宝宝的危险品有果冻、蛋黄、小体积水果（葡萄、樱桃、龙眼等）、花生酱等。一旦发生按照异物堵塞气道处理。

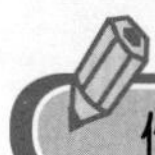

你知道宝宝误服了异物该怎么办吗?

容易误服的异物有药物、玩具小零件、小弹珠,甚至纽扣式电池、硬币等,宝宝趁你不注意的时候,就会把这些东西塞到嘴里,容易发生意外。有效的预防方法是家长要妥善保存上述物品,把它们放在宝宝不能触及的地方。一旦发生上述情况家长要保持冷静,注意观察宝宝所处的周围环境,判断可能的误吸物,为医生提供尽量正确的信息。玩具小零件、小弹珠,甚至硬币之类误服出现窒息症状按异物堵塞气道处理,并送医院进行进一步治疗。

你知道宝宝喉咙被卡住了(异物堵塞气道)该怎么办吗?

气道异物是儿童临床常见的呼吸道急症,1岁以内儿童意外死亡病例中40%是呼吸道异物所致。常在宝宝玩耍、哭闹时异物随吸气进入气管,其严重性取决于异物的性质和造成呼吸道堵塞的程度,急救的关键在于保持气道通畅。如发现宝宝不停地咳嗽、面色苍白或紫绀、呼哧呼哧的大喘气时就有可能发生这种情况,如果此时宝宝的意识清楚,可以一手将宝宝抱起、使其脸面部朝下、头部低于胸部,另一手手叩击两肩胛骨的中间4~5次,但若异物为完全堵塞气道、则不要叩击或摇晃宝宝,看到异物时可以将其取出;同时请同伴呼叫120。若出现意识不清应立刻呼叫120,并行心肺复苏。

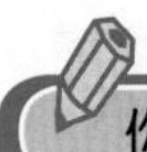

你知道体温表（肛表）折断了该怎么办吗?

家里有时会用肛表（水银表）给宝宝测体温，水银表为玻璃制品、易碎，所以在使用前要仔细检查水银柱表面有无裂痕、是否完整，将水银柱甩到35℃以下。肛表的头端用凡士林润滑，宝宝取俯卧位，将水银表插入2~3厘米，并用手扶住体温表，至测量结束，不要离开宝宝，一般3分钟。按照以上方法出现肛表折断情况很小，一旦发生如发现断段在肛门口时，要轻轻将其取出，检查肛周有无破损、清除玻璃碎屑，并查看水银表的完整程度，随后送院处理。散落在地面的水银的可用胶带纸收集到密闭的小瓶中，送垃圾分类处理。

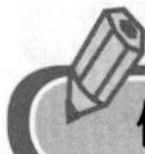

你知道宝宝抽搐该怎么办吗?

发生抽搐时，家长要保持镇静、不要惊慌失措，尽快拨打120。如果宝宝是平躺着的话，立刻去枕、头侧向一边，防止误吸（抽搐时会出现口吐白沫现象），解松衣领，保持呼吸道的通畅。抽搐时不要抢按住宝宝的肢体也不要用力摇晃，以防止发生骨折，同时做好看护，防止发生坠床碰伤等意外。注意观察宝宝抽搐时表现：意识是否清晰；是单侧肢体抽动还是双侧；双眼有无凝视、斜视；抽搐开始和持续的时间；抽搐前有无发热、体温多少；这些情况都有助于医生的诊断。待宝宝基本稳定时再送医院就诊（或120已经到达）。如果宝宝出现以下情况时，家长要格外重视：第一次出现抽搐、反复多次抽搐、抽搐时间持续10分钟、

没有发热等原因引起抽搐，需查明原因、积极治疗。

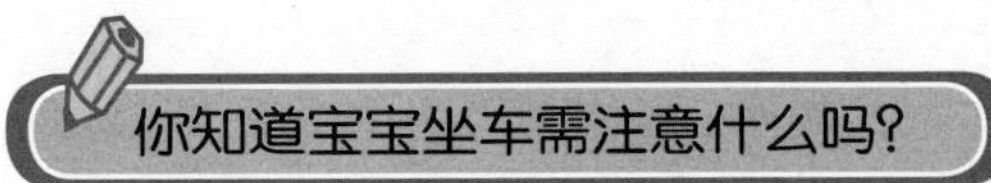

你知道宝宝坐车需注意什么吗?

如家长们自己驾车出行应该在你汽车的后座上安装专供宝宝使用的安全座椅，安全座椅应与你的车相匹配，并按照说明书进行安装，宝宝坐上去时面向后，安全带足够紧，松紧度以宝宝的胸部和安全带之间能塞进两个手指为宜，以保证宝宝的坐车安全，注意千万不要抱着孩子坐在副驾驶位置上，以免引起伤害。行车途中不要给宝宝零食，以防止引起误吸。此外即使是非常短暂的离开，也不要让宝宝一个留在车内，以免车内温度过高或过低以及废气造成意外的发生。关车门的时候特别注意防夹伤。

你知道如何预防宝宝日射病吗?

日（热）射病即重症中暑，是一种致命性的急症，主要表现为高热和意识障碍，如不及时抢救将危及生命。所以家长必须注意千万不要让宝宝在炎热的阳光下或一个人留在汽车内，汽车的空间非常狭窄而且密闭，所以即使是非常短暂的2~3分钟的离开，也应该把宝宝一起带下车。此外，如果有大量的出汗、疲劳、睡眠不足或剧烈运动时要注意水分的补充，防止发生脱水。

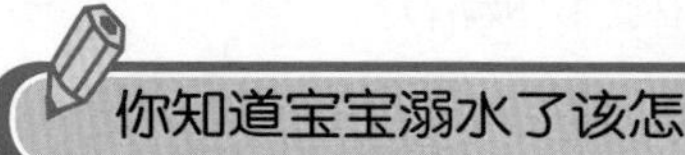

你知道宝宝溺水了该怎么办吗?

千万不要忽视小小的一盆的水，当你一转身去拿毛巾、沐浴露……宝宝离开你的视线时意外就有可能发生。宝宝一头栽进水里，自己无法抬头，溺水就发生了。一旦发生立即呼救拨打120，呼唤宝宝、如宝宝的意识清楚，主要做好保暖工作（把湿的衣服脱掉，擦干，换上干净衣服并加盖毛毯），这一点非常重要，并始终判断意识是否清晰以及呼吸和脉搏的情况，等候120的到达。如果宝宝意识丧失，应立即进行心肺复苏术，关键在于去除呼吸道异物、保持呼吸道通畅和快速的胸外按压，同时做好保暖，直至120到达。整个过程家长需保持冷静和有序，这是救助成功的有力保证。

你知道预防宝宝对植物、昆虫过敏吗?

有些昆虫分泌的毒液、植物分泌出的汁液、飞蛾翅膀上的粉末、毛毛虫上的虫毛等如沾染到宝宝的皮肤就很有可能引起过敏。因此在计划户外活动前，家长先了解一些有关科普知识，并不要带宝宝在花草虫中游玩。如沾染到毒、汁液，粉末不要揉搓局部，以免加重症状、使毒液扩散，可用水去尽量的冲洗；如果是粉末、虫毛还可用胶带来去除，但注意每粘一次必须更换。被沾染的局部可表现为红、肿、皮疹甚至水泡，注意不要让宝宝抓，以防感染，接下来可以去看医生做进一步处理。

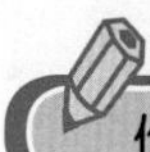

你知道宝宝被昆虫蜇伤该怎么办吗?

带宝宝到郊外游玩时，特别是春暖花开的季节，很容易出现被蜜蜂等昆虫蜇伤的情况。被蜇伤后有时会出现局部疼痛、瘙痒、水泡等过敏症状，严重时可出现喉头水肿、支气管痉挛甚至休克危及生命，所以家长一定要引起重视。一旦发现宝宝被蜇伤，并有刺残留在皮肤上时，可以将刺用手或镊子拔出来，轻轻挤出被蜇伤处的毒液，然后用清水充分冲洗。同时，注意观察宝宝有何不适症状，并及时送医做进一步处理。

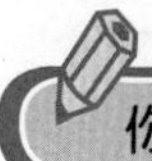

你知道宝宝关节脱臼该怎么办吗?

宝宝因为摔、跌、碰、撞等外力损伤，使组成关节的各关节面失去正常的对合关系，就是脱臼。常见的有桡骨头半脱臼、肘关节脱臼、下颌关节脱臼（常在大笑、打哈欠等大张口时发生，多为双侧，且常成为习惯性脱位）。脱臼后，表现为局部肿胀、疼痛、运动困难。如发现脱臼，首先保持宝宝安静，家长自己不要去揉捏按摩关节或试图复位，这样有可能加重损伤。应就地取材，对脱臼的关节做初步的固定，而后送院就诊。

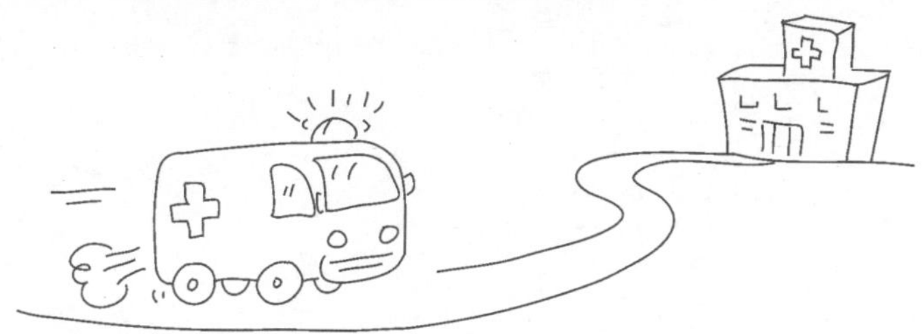

7

用药安全知识

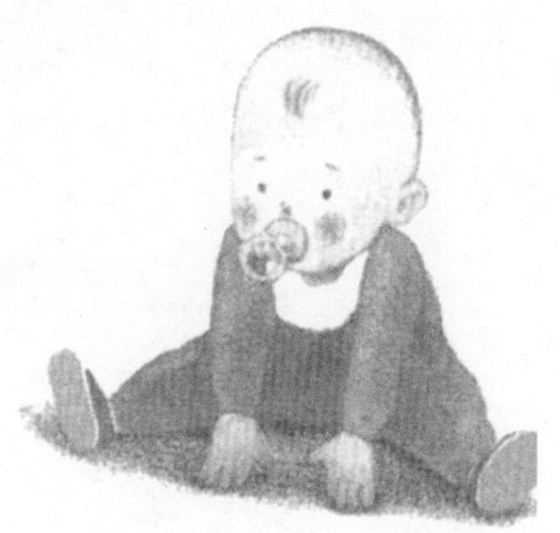

宝宝不适时是否一定要用药吗?

俗话说“是药三分毒”，指的就是药物具有两重性，即药物可以发挥对疾病的治疗作用，或称为药效，同时也会产生与治疗目的无关甚至相反的作用，称副反应或不良反应。由于药物的两重性，所以在应用时必须注意安全，即安全用药。引起宝宝不适的原因很多，要根据病因做相应处理，如宝宝出现轻微流涕、低热的症状，多喝开水即可。但如果发高热、咳嗽严重的症状，就需要服药，药物的种类和剂量，必须在医生的指导下应用。

你知道家中可以备哪些常用药物吗?

家中所备的药物原则上起应急作用的，所以不要备太多，而且安全用药应在医生的嘱咐下进行。家中可以准备感冒药（滴剂）、退热药（分口服和肛栓剂）、调节胃肠道药物（粉剂）、肠道黏膜保护剂（粉剂）、抗过敏药（滴剂）和止咳药，有高热惊厥史备好镇静剂，还可以备些退热贴（兵宝贴）既可辅助降温还可作为局部冷敷用。家中不要备抗生素，因为每次引起感染的病原体不尽相同，随意服用会导致抗生素的滥用，而且会产生耐药，不利于病情的恢复。

一般来说，如果宝宝有不适的表现，还是建议带宝宝上医院就诊。

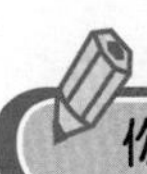

你知道外出时可携带哪些药物吗？

外出活动时可根据自己宝宝的特点，在家中备药箱选择带上退热药（分口服和肛栓剂）、调节胃肠道药物（粉剂）、肠道黏膜保护剂（粉剂）、抗过敏药（滴剂）和兵兵贴，有高热惊厥史备好镇静剂。同时好应备好晕车药、小急救包（里面可以放：安尔碘、棉签、创可贴、无菌纱布、胶布，外伤处置时用）、外涂药膏和适合宝宝的防蚊虫叮咬的药膏。

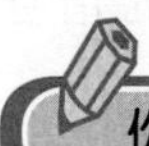

你知道如何管理宝宝的小药箱吗？

建议宝宝的小药箱可由爸爸或妈妈定人单独保管。保管时需要注意的是：① 分门别类：先把口服和外用分开，常用药与急救药分开（可以分抽屉，上下左右分隔开），外用药可做红色标贴，以防误用；再把拆分过的与未拆分过的分开。② 不要混装：未一次吃完的药不要混装在一个包装袋、盒或瓶中，应将药物的名称、剂量等标签朝外、便于识别。③ 需冷藏的药物可以用放在保鲜盒中再置入冰箱，与其他物品分隔。④ 定期清理清洁小药箱，比如定好每个月第一个星期六，及时淘汰和补充。⑤ 妥善存放小药箱，勿让宝宝触及，防止误服。

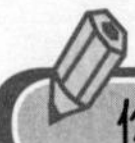

你知道储存药物时需要注意哪些方面吗？

一般家庭都会储备一些常用药，在储存时需注意以下几个方

面：① 应将药品放置在清洁干燥、阴凉避光处。② 内服药和外用药要分开放置。③ 小儿用药要与成人用药分开放，避免服错。④ 药物存储的品种和量不要过多，可以交由爸爸或妈妈专人负责。⑤ 定期检查药品的有效期、包装是否完好、有无变质。⑥ 根据药品的说明书采取正确的保管方法：如口服双歧杆菌（培菲康）就需放在冰箱内冷藏；维生素 B_{12} 等应放置棕色小瓶中等，以免影响疗效。

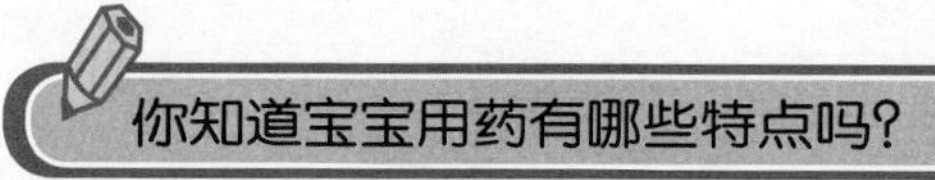

你知道宝宝用药有哪些特点吗?

儿科疾病的药物治疗要比成人复杂得多，从出生（甚至从母亲怀孕）至成年要经历胎儿期、新生儿期、婴儿期、幼儿期、学龄前期、学龄期以及少年期等阶段。不同时期的小儿，其解剖、生理和病理等各具特点，因此用药时不能简单地把宝宝看成是“小成人”。现阶段的宝宝经历了新生儿期和婴儿期。新生儿期器官发育不成熟，尤其肝脏的解毒功能和肾脏的排泄功能还未发育完善，所以在用药时要严格按照体重来计算；婴儿期阶段宝宝生长发育迅速，避免使用四环素、类固醇及含激素类药物。还需注意的是某些药物如阿托品、苯巴比妥等可由乳汁作用于宝宝，因此母亲在用药时宜慎重。

你知道给宝宝用药前要注意些什么吗?

在带宝宝看病时家长要告知医生自己的宝宝对哪些药会过敏，曾经服用过哪些药物出现不适症状，这次生病已经服用了哪些药物，这样医生会综合考量下达处方。家长取药时仔细核对处方和药物，检查一下药物的名称、规格和剂型，比如常见的泰诺林既有滴剂又有混悬液还有胶囊；美普清有糖浆也有片剂，以适合不同年龄段的宝宝，这点家长可要注意哦。喂药前查看说明书确认给药途径、剂量和时间，喂药后注意观察宝宝的一般情况，并可以做个用药记录，以便于今后的合理用药。

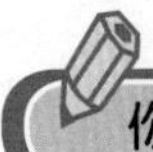

你知道如何选择适合宝宝的喂药工具吗？

目前常用的喂药工具有：药杯、汤勺、奶瓶（带奶嘴）和喂药器。目前多数糖浆类药物都会附有个小药杯，上面标有刻度，可以保证用药的准确，但多数宝宝难以接受；汤勺虽易取得，但难以控制剂量，可先用小药杯量好需要的药量然后再用汤勺喂；奶瓶是宝宝熟悉用具，一般接受度比较高；而喂药器实际是前三者的结合体，但需注意喂的时候速度不能过快，以防意外。

特别注意：每次喂药后，喂药工具都必须彻底清洗干净，并保持干燥，防止细菌生长。

你知道怎样正确地给宝宝喂药吗？

方法得当的话，一人就可以搞定宝宝的吃药问题。在喂药前先让宝宝头部抬高并侧向一边，颈下垫一块小毛巾，左手掌根部固定住宝宝的前额同时用拇指和食、中指轻捏其双颊，右手拿小药杯从宝宝的口角处顺口颊方向慢慢倒入药液，药液全部倒完

后，药杯在口角处停留片刻，直至其咽下药物，在喂药的过程注意观察宝宝的情况，如有呛咳停止片刻，轻拍背部，待缓解后再喂。小药杯中如还有残留的药液用少量温开水溶解后，将剩余的药液继续服用完。最后擦干净宝宝的嘴角，撤走小毛巾，保持头侧位，并注意观察有无药物的不良反应。

你知道给宝宝喂糖浆类制剂药物需要注意什么吗?

糖浆制剂是由多种药物成分混合而成，一般需放置在冰箱内保存，且疾病治愈后剩下的药液应予以处理，不要保留。利用容器瓶盖上的小药杯按刻度量取药物，糖浆类制剂瓶底往往会有药物成分的沉淀，所以在量取药物前先要充分振动容器，使内容物充分混匀，静置待泡沫消失后量取药物，量取时注意量取者眼睛与小药杯的刻度线保持同一水平，以保证服用药量的正确。然后喂药，喂药后的小药杯必须清洗干净并保持干燥，防止细菌滋生。

你知道给宝宝喂粉剂需要注意什么吗?

粉剂多为颗粒型药物遇潮后易变硬或融化，所以要注意保存的场所，应放置在阴凉干燥处，且吃剩下的药也不要保留。用能将粉剂化开的最小量的水将需要量的粉剂溶解开、调匀，喂药。目前有的粉剂装的药物带草莓味或橘子味，会比较适合宝宝的口感，但当

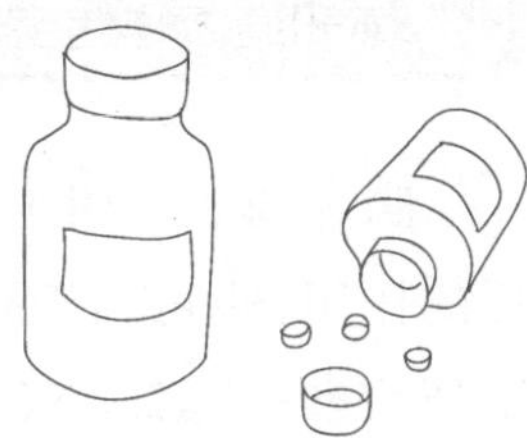

有时他（她）不配合时，可以将药物混合在少量的果汁或宝宝的能吃完的食物中，妈妈可以先尝试一下口感，然后再喂给宝宝。

特别注意：一般情况下粉剂都可以温开水冲服，但需注意的是培菲康应该用冷开水。

你知道怎样给宝宝滴眼药水吗?

此阶段给宝宝滴眼药水通常需要家长两人配合，将宝宝平躺，一人扶住他（她）的头并其抓住双手，另一人进行操作，要把握轻、快、准的原则。滴眼药水前家长首先要洗净自己的双手，滴眼液如是悬浊液时要摇匀，左手拇指将下眼睑向下牵引，右手持眼药水瓶，将眼药水滴入眼内，然后左手食指轻提上眼睑，使药液在眼内扩散，哄宝宝闭眼2~3分钟，以便吸收，溢出的眼药水用棉签擦拭。滴眼药水时注意滴管与眼睛的距离为2厘米左右，不要触及睫毛和眼睑，防止药液被污染。

特别注意：滴眼药每次1~2滴为宜，若需同时滴两种眼药水时，间隔5分钟左右，顺序应根据医嘱。开启后的眼药水最好避光、冰箱内保存，使用时间不超过2周，要知道使用期并不等于有效期。

你知道怎样给宝宝使用滴耳药吗?

滴耳药主要用于中耳炎、外耳道炎，具有杀菌、抑制局部炎症的作用，也可用于软化耳垢。家长可以自己或两人配合完成。滴耳前家长先洗净双手，点滴时注意容器的尖端不要直接触及耳郭的皮肤黏膜，这道理和滴眼液是一样的，左手轻提宝宝的耳垂，右手持药瓶沿着耳道壁缓慢滴药，点滴后保持滴药的耳朵向上的姿势防止药液流出，观察10分钟左右。滴好的药置于阴凉干燥处保存，在规定期限内使用。

特别注意：平时要保持外耳道的清洁干燥、洗头洗澡后用干棉签将其拭干。

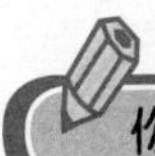

你知道怎样给宝宝使用滴鼻药吗?

滴鼻药有滴鼻剂和喷雾剂两种，药物通过鼻黏膜吸收，主要治疗鼻腔内炎症。滴鼻前先用棉签清洁鼻腔，注意动作要轻柔，避免损伤鼻黏膜。滴鼻时让宝宝的头略向后仰，用手指轻推其鼻尖部使鼻腔扩张，向鼻腔内滴药（滴1滴或喷1下），注意容器的尖端或喷嘴不要触及鼻黏膜，以防止药液被细菌污染。然后保持滴鼻时的姿势2~3分钟，以便药物能在鼻腔内均匀分布和充分吸收。注意过度使用会引起鼻黏膜的水肿，反而会加重鼻塞症状，所以要遵医嘱使用。使用后药物按要求来存放。

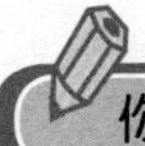

你知道应该如何安排宝宝服药的时间吗?

服药必须根据医生开具的医嘱，严格遵守给药剂量、方法和时间。对于给药时间的把握如每天1次，一般安排在早晨；每日2次，可以是早、晚；每日3次：可以早、中、晚（如果特别注明是q8h，那就需每8小时用药1次）；特殊服药：根据药物浓度和半衰期，在医生指导下安排服药时间。“饭前服药”是指在吃饭30分钟以前；“饭间”是指两餐之间；“饭后”是指吃完饭过30分钟左右。健胃药在饭前，助消化药在饭后，解热镇痛药在发热时等。小婴儿奶前喂药不容易引起他（她）呕吐。

可以用牛奶给宝宝服药吗？

牛奶与不少的药物同时服用会发生相互作用，在胃黏膜和药物表面形成薄膜，影响药物的吸收和疗效；还与部分药物可发生物理或化学反应。但如果宝宝对服药非常不配合，可以尝试将一些药物（避免抗生素类药物）混入牛奶中，但需注意的是要完成所需的药量。可以将他（她）一次的奶量分成两份，先喂添加了药物的少部分奶，在味觉不过多改变的情况下喝下药物，然后再喂无药物成分的牛奶。喂含药物部分奶之前，应使药物与奶充分混合，不要让药物沉淀于瓶底或吸附瓶壁，以保证治疗所需要的剂量。

你知道何时该给宝宝用退热药吗？

宝宝半岁以后感染的机会明显增加，发热是常见的症状。当测量下来的腋温超过38.5℃，或有高热惊厥史或有明显不适症状即使体温不是很高时也需要服退热药，但服药前需仔细看清服药的剂型［如对乙酰氨基酚（泰诺林）、布洛芬（美林），都有滴剂和混悬液之分，还有肛栓剂是肛塞的］，按医嘱或说明书上剂量和方法使用，并注意两次用药间隔时间，避免剂量过大或间隔时间

太短而造成孩子出汗量过多引起虚脱，甚至危及生命。宝宝体温升高通常有两大类原因：一是由于进食、吃奶、哭闹、抱被过紧、室温过高等，小婴儿体温升高时可以先寻找一下这方面的原因；其二是由于细菌、病毒等病原体引起的发热，家长要注意识别。

特别注意：新生儿多采用室内通风、松盖被、解衣等物理降温方法来退热，较少用退热剂。

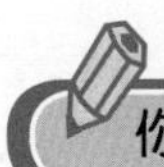

你知道宝宝服用退热药后需注意什么吗？

服用退热药后宝宝会大量出汗，要及时擦干汗液，并更换衣裤，防止受凉；并注意水分补充，可以喝温开水；30~60分钟后再次测量体温，观察体温是否下降，如果体温下降不明显可以配合物理降温，如退热贴（兵宝贴）、温水擦浴，注意观察宝宝的体温、神志、面色等一般情况，有高热惊厥史要特别注意观察有无惊厥的先兆，可根据医嘱事先给予镇静药物，防止惊厥的发作。家长可记录下体温降至正常所需要的时间，以及两次发热的间隔时间，为医生提供病情资料。

小技巧：退热贴（兵宝贴）可贴于额部，温水擦浴的部位是大动脉通过处：如双侧颈部、腋下、肘窝、腹股沟、腘窝。

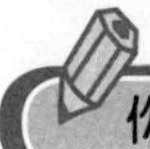

你知道给宝宝服用铁剂类药物需注意什么吗？

铁剂用于治疗缺铁性贫血，以二价铁(亚铁)的形式吸收，三价铁(正铁)的形式起作用。应严格按医嘱服药，小剂量开始，切勿擅自加大剂量以免铁中毒；当临床症状改善、血红蛋白恢复正常后也不能马上停药，应该在医生指导下再服用3~6个月，以补充体内的储存铁，防止贫血复发。铁剂应在餐后服用，避免空腹服药，以减轻药物对胃肠道刺激；可以与果汁等富含维生素C的饮食同服，酸性环境可促进铁的吸收；避免与含钙、磷多的食物如牛奶、花生仁混合服用，以免影响铁的吸收；可使用喂药器直接将铁剂喂给宝宝。铁剂应避光保存。

不要过量服用维生素和微量元素

正常的婴幼儿从日常饮食中就可摄取足量的维生素，所以家长们要尽量让宝宝从食物中来摄取维生素。维生素和矿物质添加剂对某些有特殊营养需求的婴幼儿有所帮助，但是必须避免过度摄取，特别是维生素A、锌和叶酸。已有文献指出复合维生素摄入与患哮喘和食物过敏之间有一定的联系；过量的锌会损害巨噬细胞和杀灭真菌的能力，增加脓疮病的发生率；铁剂会对消化道产生刺激；维生素D治疗佝偻病如用量过大就会出现食欲减退、恶心呕吐、烦躁、哭闹、皮肤瘙痒、前囟突起、眼球震颤、尿频、脱水等中毒症状；因此服用维生素和微量元素应根据身体需要，若滥用和过量长期使用则会产生毒副反应。

打针一定对宝宝好吗?

大多家长认为打针比吃药效果好，不管宝宝得了什么病和病情的轻重，都要求注射治疗，也有家长觉得打针比吃药省事。其实有些疾病口服给药效果比注射更好，如肠炎等消化道疾病，而有些疾病根本不需要注射治疗；此外小儿肌肉欠发达、臀部较小，静脉血管细，打针时又不易合作，对肌肉、静脉注射有一定难度，带来的风险也更多。在国外其实静脉输液的情况是非常少的。对于用药途径的选择是能口服的不肌注，能肌注的不输液。采取何种给药途径应根据宝宝的实际病情和药物的作用来定，而不应根据家长的喜好或主观要求来定，所以家长们可要走出这个误区。

你知道如何护理输液中的宝宝吗?

输液前先要帮宝宝换好尿布，穿易脱卸、袖口和裤脚宽松的衣服。穿刺时家长在护士指导下协助按压固定穿刺部位、特别是关节处，以保证穿刺成功，减少患儿的痛苦，穿刺完毕后护士会用夹板和胶布固定注射部位的肢体，家长在旁需做好协助。输液时要观察液体点滴是否通畅，不要让输液管扭曲、受压、移位，如果是抱着宝宝输液时要让输液侧的肢体朝外，以便于观察，观察指（趾）端皮肤颜色，以免宝宝挣扎或固定过紧而影响血液循环，发现注射部位发红、肿胀时要及时通知护士，发生输液外渗时必须重新注射，此外出现其他不适情况时也应通知护士。根据病情控制输液速度，婴幼儿为每分钟为20~40滴，心脏病患儿宜更慢。

特别注意：小婴儿静脉输液时多会选择头皮静脉，在输液时家长一定要看好宝宝的双手，以免稍不留神输液针就会被宝宝拔了或蹭到，要注意哦。

请正视药物的不良反应

药物的不良反应是指合格药品在正常用法、用量的情况下出现的与用药目的无关的或意外的有害反应。包括副反应、毒性反应、过敏反应和继发反应，药物的致畸、致癌、致突变等。影响药物不良反应因素主要包括药物因素、机体因素和环境因素三大类。药物虽有产生不良反应对机体不利的一面，但也不能因此而在必须接受药物治疗的情况下拒绝药物治疗，这就进入了另一个误区，会延误疾病的治疗。合理安全用药的目的就在于发挥药物最大治疗效果的同时将药物的不良反应降到最低。

医院常用的外文缩写和中文意译

缩　写	中 文 意 译
biw	每周两次
qn	每晚一次
qod	隔日一次
qd	每日一次
bid	每日二次
tid	每日三次
q4h	每4小时一次
q6h	每6小时一次
am/AM	上午
pm/PM	下午

8

心理特点及不良情绪疏导

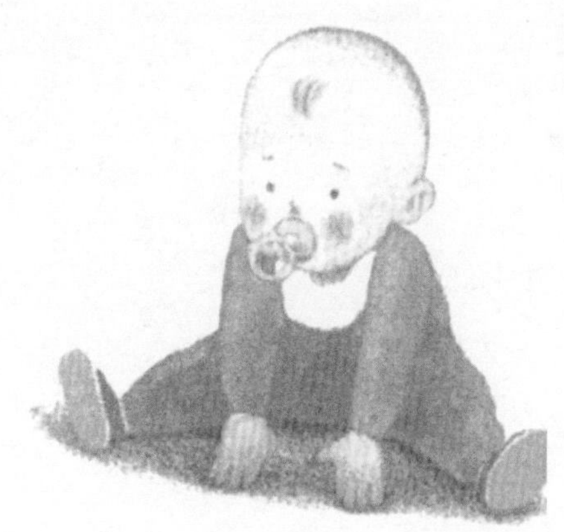

0~1 岁婴儿心理健康促进目标

（1）婴儿期开始良好的亲子互动，建立安全依恋。给宝宝创造一个充满爱的和谐的家庭环境，对宝宝的需求敏感并及时做出恰当回应，从而让宝宝建立起对照看者的安全型依恋以及对周围世界的信任感，在此基础上，才能激发宝宝探索外界环境的勇气和求知欲。

（2）提供健康、丰富的生活和活动环境，满足宝宝多方面发展的需要，在消除安全隐患的前提下鼓励宝宝的探索行为，使他们在愉快丰富的生活中获得有益于身心发展的需要，形成良好的情绪情感。

（3）引导培养宝宝的良好个性和行为习惯，对好的行为要加以强化，而对不好的行为则要表示出不满意，使习惯成自然，为宝宝健全人格发展打好基础，以便将来更好地适应社会环境。

你知道如何正确对待宝宝的自我安慰吗?

宝宝常通过吸吮手指或者不停抚弄毯子等方式进行自我安慰，这是一种自我调控能力的体现，能让宝宝缓解焦虑孤独等不愉快的情绪，获得愉快情绪和安全感。宝宝通过自我安慰来自娱自乐，就不会去麻烦家长，同时也会减少发脾气、哭泣等消极情绪。

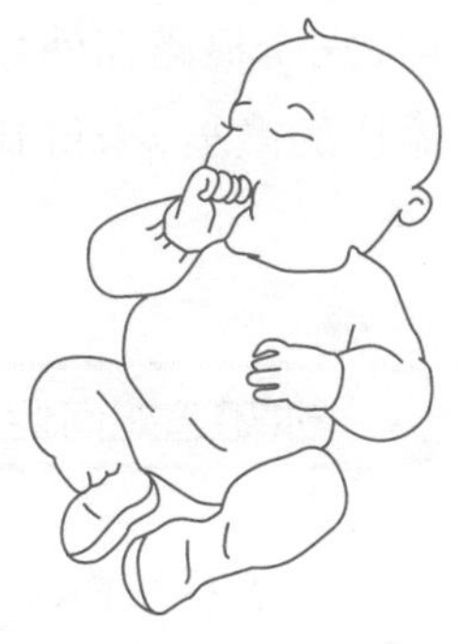

如果自我安慰方式是无损伤性的，就不要强行制止，制止会带来亲子冲突，更强化

了宝宝的行为（如吃手、摇摆身体等），也会给宝宝带来焦虑。可以及时陪宝宝玩耍分散注意力，同时也要经常让宝宝的手保持干净；对于已经形成的依恋物，可以有规律地在晚上把它悄悄拿走，及时洗净晒干，以便依恋物的气味和颜色不会有大的改变。

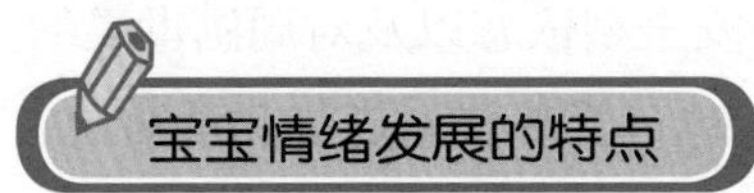

宝宝情绪发展的特点

情绪是一种原始的简单的感情，是指那种与机体需要（如食物、睡眠、空气、御寒等）是否获得满足相联系的最简单的体验。新生儿就能表示愉快还是不愉快，还可以表现出兴趣、痛苦、厌恶和自发性微笑。此后，在4~10个月又相继出现了愤怒、悲伤、快乐、惊奇和恐惧。在与人交往中、在社会环境中情绪逐渐社会化：比如6~8个月时出现害羞和对陌生人的怕生焦虑，形成了对主要抚养者的依恋；1岁遇到挫折时有了挫折感，表现为发脾气。随着年龄增长，情绪逐渐趋于稳定，有意识控制自己情绪的能力逐渐增强。宝宝情绪发展特点：① 短暂性；产生情绪的时间较短暂。② 强烈性：微小刺激即可引起情绪的强烈反应。③ 易变性：短期内情绪可产生很大改变。④ 真实性和外显性：情绪毫不掩饰，完全显露在外。比如当需求（吃、换尿布等）得到满足就露出愉快的微笑，未得到满足就烦躁不安或哭闹。

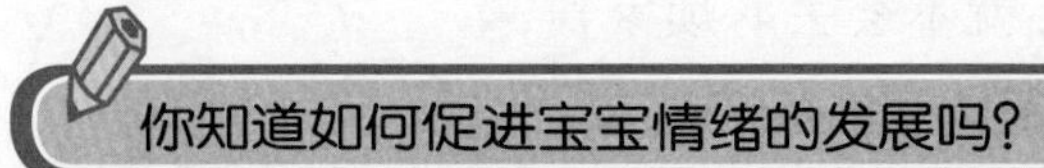

你知道如何促进宝宝情绪的发展吗？

（1）尽量由宝宝亲近、熟悉的人照顾，不要随意更换照养人。

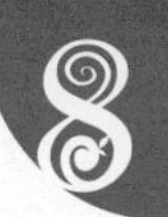

及时识别、满足宝宝的基本生理需求，保证足够的睡眠、食物、玩具、空气，培养宝宝有规律的生活制度。

（2）不要忽略宝宝的情感需求。经常性地爱抚、陪宝宝玩要进行语言和非语言的交流，尽量多带宝宝去户外接触大自然以及同伴。母爱或者是有一个稳定的抚养者的爱，有助于安全性依恋的建立，从而有助于培养宝宝的信任感和积极探索的精神，为个性发展奠定良好的基础。

（3）创造愉快融洽的家庭气氛。父母的压力、紧张的情绪、家庭矛盾等负面情绪避免在宝宝面前表现出来，让宝宝在充满爱的和谐环境中健康成长。

你知道如何与宝宝互动吗？

气质无好坏之分，任何一型的气质都有积极和消极两方面的特点，家长需要接受宝宝的气质特点不要无故责备宝宝。在养育宝宝的过程中，如果宝宝的气质和照护者的抚养态度或性格发生冲突，就很容易出现问题。例如照护者较安静、活动水平较低，而宝宝调皮捣蛋，如果这时候照护者对宝宝的行为不能容忍、多加干涉，在大小事情上发脾气，则宝宝会感到不解、愤怒，亲子冲突将愈加不可避免；而如果照护者发扬自己的气质特点，耐心陪宝宝做些安静的事情比如一起看看图片而不是一味指责制止他的调皮好动，则不但能培养宝宝专注安静的气质，也能让宝宝感觉没有被忽视。因此抚养宝宝时得先客观评价自己，正确把握自己的气质特点，针对宝宝的气质调整抚养方式，才能与宝宝进行良好协调的互动，处于这种状态的宝宝也才能够获得最佳发展。

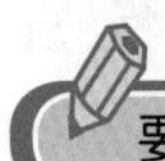

要与宝宝建立信任感，学习爱与被爱

照护者与宝宝的亲密接触和无微不至的精心照顾，使得宝宝确认自己是被爱的，因而对照护者产生爱和信任感并建立起依恋关系，在此基础上进而发展起对周围世界的安全感，这样才敢于探索外界环境。具体来说有以下这些方式：

（1）照护者不要频繁更换，最好是父母亲自照顾。

（2）通过抚摸、搂抱、亲吻等方式满足宝宝肌肤的饥渴，爱抚的动作和亲切的语言都能让宝宝感受到照护者的温暖和爱。

（3）识别宝宝哭、笑等各种表情传达的信号和要求并作出积极反馈，从而及时满足宝宝各种合理的生理或心理需求。

（4）照护者对宝宝的爱应该是持续的、发自内心的，对宝宝的态度不能凭自己心情的变化跟着变化。

（5）家庭成员对宝宝的教养态度要一致，家庭环境要宽松、和谐、稳定。

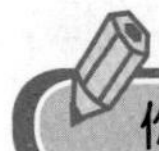

你知道如何正确度过与宝宝的互动磨合期吗？

依照双亲关系互动的五个阶段来看，可分为磨合期—冷却期—独立期—挑战期—共好期，其中磨合期是最重要的。磨合期的时间没有一定的长短，每位父母、孩子的个性不尽相同，相处模式也不一样。家长除了应具备耐心与爱心照顾幼儿外，也可以从亲子教养书籍、杂志及讲座中获得专业知识，甚至询求专家的协助，都是度过亲子磨合期很好的方式。如果家长具备正确的育

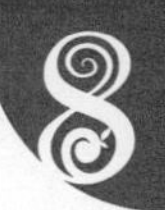

儿观念及方法，用心了解并且满足幼儿的需求，就可以缩短磨合期的时间。

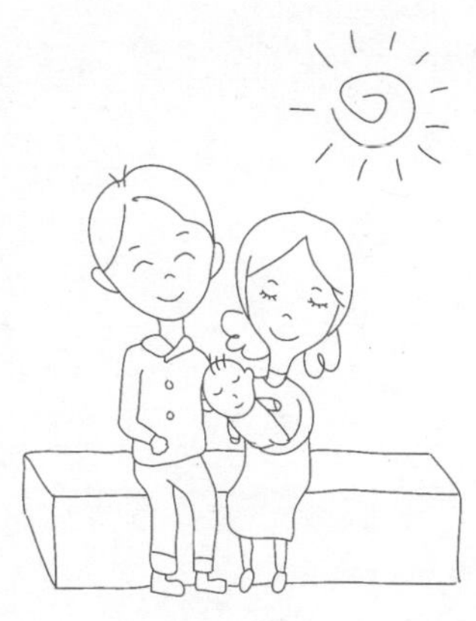

爸爸妈妈应了解的是，亲子关系不光是建立在所谓的关键期，例如难带养的孩子不会因为这段时间的互动就变得好带了，或是孩子会因此照你的期待发展，而是希望及早通过亲子互动，帮助家长观察孩子的特质及让孩子获得安全感，奠定日后良好互动的基础。